藝術治療

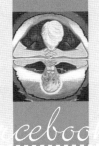

The Art Therapy Sourcebook

自我工作手冊

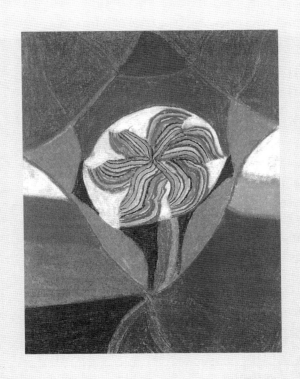

Cathy A. Malchiodi　著

朱惠瓊　譯

國家圖書館出版品預行編目(CIP)資料

藝術治療：自我工作手冊 ／ Cathy A. Malchiodi 著 ；朱惠瓊 譯.
　-- 初版. -- 臺北市 ： 麥格羅希爾, 2012. 01
　　　面 ；　公分
譯自 ： The art therapy sourcebook, **2nd ed.**
ISBN 978-986-157-846-0（平裝）

1. 藝術治療

418. 986　　　　　　　　　　　　　　100026432

藝術治療：自我工作手冊

作　　　者　Cathy A. Malchiodi
譯　　　者　朱惠瓊
執 行 編 輯　陳文玲
總 編 輯　林敬堯
發 行 人　洪有義
合 作 出 版　美商麥格羅希爾國際股份有限公司台灣分公司
暨 發 行 所　台北市 104105 中山區南京東路三段 168 號 15 樓之 2
　　　　　　客服專線：00801-136996
　　　　　　心理出版社股份有限公司
　　　　　　新北市 231026 新店區光明街 288 號 7 樓
　　　　　　TEL：(02) 2915-0566　FAX: (02) 2915-2928
　　　　　　E-mail: psychoco@ms15.hinet.net
總 經 銷　心理出版社股份有限公司
出 版 日 期　西元 2023 年 6 月　初版五刷
　　　　　　行政院新聞局出版事業登記證／局版北市業字第 323 號
定　　　價　新台幣 350 元

ISBN：978-986-157-846-0

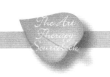

作者簡介
Author

⤜**Cathy A. Malchiodi**⤛

　　Cathy A. Malchiodi 是領有執照的藝術治療師和臨床諮商師，也是美國藝術治療協會的專業關係理事。她是《藝術治療：美國藝術治療協會期刊》（*Art Therapy: Journal of the American Art Therapy Association*）的編輯，著有《打破沉默：暴力家庭兒童的藝術治療》（*Breaking the Silence: Art Therapy with Children from Violent Homes*）。

譯者簡介
Translator ❧ 朱惠瓊 ❧

現職

　　國立清華大學教育心理與諮商學系副教授

　　諮商心理師／藝術治療師

學歷

　　國立台灣師範大學教育心理與輔導學系博士

　　國立高雄師範大學輔導研究所碩士

　　國立台南師範學院初等教育系輔導組

曾任

　　國小、國中、高中與大專院校之專／兼任輔導老師（諮商心理師）

　　醫院精神科門診兼任心理師

　　桃園縣生命線特約講師

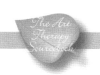

譯者序

Preface

　　藝術治療在台灣發展已經有十幾年的歷史，應用範圍頗為廣泛。藝術的特質可以被每個人使用，無論是年紀幼小或年長者，甚至是身心障礙者，都可以體驗藝術媒材，因而藝術治療在心理治療領域漸漸占有一席重要地位，許多書籍從基本的理論與介紹、專業的個人治療工作手冊到藝術治療團體，都熱烈討論著藝術的治療性。本書作者Malchiodi從自我探索的立場來寫作本書，企圖透過自我體驗的方式去了解與認識藝術媒材的特質，透過使用與親身體驗各種藝術活動，達到某種自我療癒的功效。當然書中也強調，在某些時刻想要更深入了解自我或更具治療性，專業人員的協助是不可或缺的。這本書以深入淺出的方式，以基本概念介紹一些體驗活動，讓讀者對藝術治療的精神能有更進一步的了解，協助讀者透過藝術的自我表現，自我協助、自我探索，並認識自我。其他的藝術治療書籍，較多是以治療師的立場來探討相關的藝術治療概念，而本書則是以一般人對於接觸藝術之渴望，將藝術視為生活當中不可或缺的元素，使個體在嘗試各種藝術活動中，獲得不一樣的藝術體驗。

　　無論何時何地，將圖像視為自然的溝通方式已是不爭的事實，即便是不同語言、民族背景的人，也可以透過圖像得到基本的理解。但有趣的是，有時候每個人對相同的圖像卻有不同的感受，同樣的顏色也會因人而異進

而產生不同的情緒，這就是藝術的特點——具有自我表現、自我理解，又有情緒傳達的特質。生氣的時候拿起筆隨手亂畫，開心的時候畫個笑臉，不管是怎樣的表現，都是一種利用圖像與他人進行溝通的方式。

　　我平時就很喜歡在紙張上面塗鴉，有時候莫名其妙就塗出了一個特別的圖像，仔細看看還會發現好像是當下的自己，那是一種很奇妙的感覺，特別有種提醒的意味存在。在旅行的時候也會隨身帶著一本手札，用色塊去記錄每個停留，或者在色塊的後面附上一張照片或明信片，重新回顧的時候，感覺都很不一樣，因為知道色塊總是給予不同的意義。就猶如「畫中有話，話中有畫」，圖畫裡總會有許多故事存在，每個故事又由不同景象所構成，沉浸在與自我圖畫對話的當下，內心總會充滿更多的感動。翻譯本書的過程中，就好像重新看見過去的自己，原來生活當中有許多簡單的方式，是可以透過藝術的對話而達到自我情緒宣洩與意義的展現。

　　這本書的目的，即在協助個人從最普通的日常生活中，找到屬於自己的藝術創作方式與空間。相信透過不斷的藝術創作，藝術的治療因子自然存在於與你對話的作品裡。

諮商心理師　**朱惠瓊**

於 2011.11

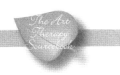

致謝詞

Acknowledgments

　　雖然封面出現的是筆者的名字，但在實際寫作的過程中，其實是與家人、朋友、同事共同合作，再加上一點小小的幸運。在寫作初版的手冊和這本修訂本（編註：此指原書版本）時，我受到許多朋友和同事難以計數的幫助，沒有他們的支持，這本書將無法成形。他們有些人只是透過電話，用無止盡的時間傾聽我的想法。有些人閱讀並回覆我無數封的電子郵件。所有的藝術治療師、藝術家和作家都支持我的工作。感謝（依字母排序）Pat Allen、Mariagnese Cattaneo、Carol Thayer Cox、Cay Drachnik、Lynn Kapitan、Frances Kaplan、Jessica Kingsley、Don Jones、Shaun McNiff、Shirley Riley、Anna Riley-Hiscox、Judy Rubin、Diane Safran、Bernie Siegel、Rochelle Serwator、Susan Spaniol、Bill Steele、Bobbi Stoll、Kay Stovall、Janis Timm-Bottos、Lori Vance、Ewa Wasilewska 與 Barbara Wheeler。

　　同時，也要感謝所有在我藝術治療訓練、團體以及工作坊裡，有幸一起工作的成員，他們為這本書分享生命故事和圖像，並持續教導我看見藝術創作何以能修復、補救、轉變和治療人們。

　　最後，感謝我有耐心的老公——David Barker，沒有他，這本書就不可能出版。

前言

Introduction

　　視覺藝術的語言——色彩、形狀、線條和圖像——能向我們表達文字所無法表達的部分。藝術治療是一種使用非口語的藝術語言形式，幫助個人獲致成長、覺察及轉變，也是連結內在——想法、感受和期待——和外在真實以及生活經驗的方式。藝術治療植基的信念是，圖像可以幫助我們了解自己，並透過自我表現提升生活品質。

　　雖然藝術治療是個新的領域，但認為藝術創作可以是一種治療形式的想法卻是舊的，藝術創作是眾多古老的治療形式之一。視覺藝術——畫圖、彩繪和雕塑——便是有力且有效的溝通形式，可用來傳遞人類集體的歷史、想法、感受、夢境以及渴望。藝術總是被用來記錄和描繪廣泛的情緒和經驗，可以從全然的愉悅到深層的哀傷，從勝利到創傷。在我們最早期的歷史紀錄中，藝術早已被當成修補、復健和轉變的方式，也被運用於修補生理、心理及心靈的幸福感。

　　近幾年，我們發現藝術創作具有促進個人成長、自我表達、轉變和健康的益處。許多人發現藝術創作可以舒緩及減少壓力，是一種可以跳脫混亂情境或生活問題的方式。也有些人曾有過利用圖像解決問題、舒緩強烈或憂傷的情緒、從創傷失落經驗中復原、緩和疼痛或其他生理症狀的經驗。你自己或許也曾使用藝術作為治療的形式，透過繪畫、雕塑，放鬆、喜悅

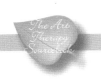

地自我表達。

　　為了回應藝術可以幫助人們真實表達自我、釋放強烈的情緒、超越創傷，也可以引發健康和幸福感的認同，藝術治療領域從 1970 年代開始成長並擴展，成為在健康和醫學上被認同的治療方式。藝術治療建立在藝術創作的創造性歷程具有療癒特質，可以提升人們生活品質，也是一種有效的溝通形式的想法上。藝術治療的統整創造歷程存在於每個個體，可促進成長、自我表現、情緒修補、矛盾解決和轉變。透過把藝術創作當作治療，你可以從克服巨大的情緒壓力、危機或創傷中找到紓解；重新洞察自己；促進幸福感；豐富日常生活；或者體驗個人的改變。藝術治療也是一種可以幫助人們理解痛苦，從中創造個人意義，進而引發幸福感，讓人成為更完整個體的方式。

　　本書提供你理解當代藝術治療領域的觀點，解釋藝術創作在個人成長、覺察和轉變上的力量，這將會告訴你藝術治療是什麼、來自哪裡，以及藝術治療為什麼是認識自我的有力方式，及其被心理學、精神健康諮商和醫學視為重要療癒方式的原因，本書也會讓你對許多藝術治療方式更為熟悉，並幫助你更真實地表達自己，面對並解決創傷或失落，同時降低壓力並提升健康與幸福感。

　　因為藝術治療是行動導向、自我探索和成長的體驗模式，因此，很重要的是，不只透過本書去經歷，更要透過個人去體驗。如果你能積極參與本書，透過學習簡單的圖畫、彩繪和拼貼活動以表現自我藝術的治療潛能，將讓我所描述的藝術治療更具意義。我所學到的藝術創作的治療性益處，有部分來自於閱讀，另一部分則透過我個人的藝術創作。以我個人的藝術創作作為治療的經驗，使我更能深刻體會藝術治療助人轉變與修復生命的特質。

　　我也從其他人──當事人、藝術家、學生和同事──那裡學到藝術為何可以修補和治療，因而這本書描述了許多與他們相關的故事。身為藝術

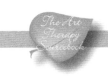

治療師，我有將近三十年的時間和受虐或創傷兒童、罹患重病的人們、經歷嚴重創傷或失落的人一起工作，並透過藝術治療工作坊和工作室教導了數千人，我重複教導關於圖像創作的創造歷程和健康之間的重要連結。這些經驗證明，藝術是有影響力、促進自我表達的有效方式，足以讓所有不同年紀與能力的人們，可以從藝術的修復與補救能力中獲益，而作為治療方式的藝術創作，在健康、治療和整體上，扮演極重要的角色。

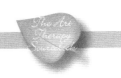

目錄
Contents

藝術治療是什麼？

藝術可以被說出來——可以被使用——將我們的內在外顯化。

Peter London, *No More Secondhand Art*

在某些時刻，我們會經歷創造性以及個人內在豐富的藝術潛能。當還是孩童時，你也許能從蠟筆著色畫、剪紙拼貼、堆沙堡或是捏黏土中找到樂趣。當你長大成人時，或許不認為自己有創造力或可以成為藝術家，但是仍然有可能會在日常生活中體驗一些具治療性的藝術。你或許會把畫圖或拍照當成興趣，藉由享受創造歷程以及認同的創作活動來舒緩壓力。你或許會維持圖畫日記的習慣、描繪夢境、注意到象徵符號，並思索其中的意義。或許坐在書桌前，你會在筆記本的某個角落塗鴉，這樣的歷程讓你思緒更清楚或更放鬆。這些活動可以舒緩身心、釋放壓力和緊繃，能帶給人們享受與愉悅的感受，並超越困擾的感受，同時也是自我表達的方式，可以改變你現在的狀態以及觸動你的直覺和創作能量。

雖然你曾經歷一些藝術創作的治療力量，但你或許沒有思考過藝術和治療的連結。依據你個人對藝術的定義，你或許會認為藝術是裝飾、娛樂或新奇的物品，或是那些被展覽在博物館及展覽館的繪畫和雕塑，又或者你會認為藝術只是孩童的遊戲或是一種娛樂消遣或嗜好而已。有時藝術很

難被定義，你可能會承認藝術能提升你的生活，但不一定能充分意識到藝術能提升生活品質的所有方式。

藝術可以被當成裝飾品或是懸掛在博物館內，但藝術也有其他的目的，例如：聯結到自我理解、尋求生命意義、個人成長、自我增能（self-empo-werment）以及治療。我們之中有許多人已經遺忘這些目的，甚至不了解藝術不僅僅只是裝飾品而已。素描、彩繪、雕塑以及其他藝術型態都是有力且有效的溝通形式，而透過藝術也可以定義並了解歷代文化。藝術也被用來記錄人類歷史，並同時整合我們的想法、感受、夢想以及志向；藝術也記錄並傳達較廣泛的情緒，可以從深刻的愉悅到深層的悲傷，或從喜悅到創傷。因此，藝術可以視為是一種理解、意會，且無須透過言語即可澄清內在經驗的方式。

從這個概念發展出的藝術治療，透過藝術圖像幫助我們了解自己是誰、表達用言語無法訴說的情感及想法，並透過自我表達的方式提升生活品質。此種治療方式被接受並被廣泛認同為一種可行的治療方式，也是一種自我了解、情緒轉化以及個人成長的方式。

藝術＋治療＝？

對藝術治療不熟悉的人常會對藝術治療（art therapy）這個名詞感到困惑，藝術治療是為了描述在治療中所使用的藝術表現而創造的新名詞，也經常會衍生出特別的假設。多年來，我曾聽過許多關於藝術治療可能是什麼的有趣解釋，其中有些相當幽默；我也曾被問到，藝術治療是否是為了治療「生病」或「心理不正常」的藝術家，為治癒他們的憂鬱、焦慮或創作的阻礙而提供的一種特殊治療方式。最近我也被問到藝術治療是否可以協助改善一個人的繪畫能力。也有些人問我，我的工作是否和有「問題」的繪畫或創作相關。很顯然，有些人以為藝術治療可以使「不好的」繪畫

和雕塑看起來好一些。這非常容易理解，因為第一次遇見藝術治療這個名詞難免會有所困惑，尤其是對此毫無經驗的人。

藝術治療不容易被理解有許多的原因。第一，藝術治療被應用在廣泛的族群身上。根據記載，藝術治療被運用在許多族群包括：兒童、青少年、成人、年長者、成癮者、重病或癌症末期病患、老兵、身心障礙者、經歷困難的家庭、罪犯，以及某些經歷廣泛情緒障礙的人。你或許聽過藝術治療被使用在受虐兒童或用來調查陷入困境家庭的問題，或用在護理之家不良於行的老人。你或許也知道心理學家會要求病人把畫圖當成是治療的一部分，或是表達性藝術治療師使用藝術協助病人處理其慢性疼痛或其他症狀。你或許也曾在報紙上閱讀到有關藝術家和下半身癱瘓的人一起工作，協助他們畫圖，或是治療師為殘障者創作一個藝術空間。也或許有藝術治療師在你們當地學校系統和有學習或發展問題的孩子們一起工作，或是在你們社區的醫療中心和癌症病童或成人一同工作。這些都是藝術治療被運用在各種不同領域中的例子。

令許多人困惑的其他理由是，藝術治療源自於藝術本身的體驗性質。藝術治療是一種動力治療，需要一個人參與另一個人的治療，而這個治療是透過藝術創作。因此，要真正理解藝術治療就必須親身經驗。

藝術（art）和治療（therapy）這兩個字的結合也令人困惑。藝術治療師和心理學家 Judith Rubin 將這兩個詞語結合在一起，並開啟另一領域：藝術＋治療＝？而這樣的形式傳達了創作藝術治療的方程式——藝術和治療的融合。事實上，藝術治療是兩種規則的結合：藝術和心理學。其中，視覺藝術、創作歷程、人類發展、行為、人格和心理健康等層面，對藝術治療的定義和目的是重要的。由於藝術治療融合了上述眾多規則，因此乍看之下，會令人覺得難以理解。

最後，有些關於藝術治療的困惑是源自於藝術治療師本身，這聽起來有些奇怪。當你問藝術治療師他們在做些什麼時，因為藝術治療被應用在

許多族群身上，所以每個人都能提供許多的案例，造成有些專業領域的人對於如何界定藝術治療有不同的意見。因為藝術治療有許多定義，因此本章接下來將討論形塑此領域的概念，以及區分藝術治療和其他用來提升健康與幸福的形式之間的不同。

發自內心而畫

有一句話在藝術治療師之間廣為流傳：藝術治療是發自內心而畫。這是藝術治療一個不錯的基本定義，可以協助我們區分藝術治療與其他不同的藝術用途。藝術治療的時間裡，表面上看起來像藝術課程，但其目標和目的是不同的。舉例來說，在具代表性的藝術教室裡，你會被要求畫一些模型、複雜的靜物，或是描繪你在森林裡看見的自然步道。通常你會被要求描繪正確的比例、陰影和色彩，強調專業技巧以及技術。

藝術治療師 Don Jones 是藝術治療領域的創立者，在他的自畫像裡，明確地描繪出內在的本質。在圖 1.1「誰，什麼，哪裡，如何？」（*Who, What, Where, How*）中，Jones 繪出他自己低頭看池水，以及想像他自己的鏡射。他閉上眼睛，強調透過藝術以及圖像產生自我內在理解的經驗。

藝術治療要求個人探索內在的經驗——感覺、期待以及想像。雖然藝術治療牽涉到學習技巧或是藝術專業技巧，然而一般先強調的是從一個人的內在進行想像的發展與表現，而非那些他所看到的外在世界。一些傳統的藝術課程會要求個人畫出或描繪出想像中的事物，但在藝術治療中，個人的內在世界、感覺、思考以及想法和基本經驗都是同等重要。

「治療」（therapy）源自於希臘文的「therapeia」，意指「必須特別留意的」，其意思是強調藝術治療的歷程有兩種形式。在大部分的案例裡，會有一位熟練的專業人士陪同創作藝術的人，此人士的引導對於治療歷程具有關鍵性。這個支持性關係對引導藝術創作經驗及幫助個人透過這個管

道找到意義來說，是必要的。

　　另一個重要的方向是，參與個人藝術創作歷程及賦予藝術作品個人意義——也就是找到一個故事、進行描述，或將作品賦予意義。但很少有治療法會依循此法積極參與在個人歷程中。

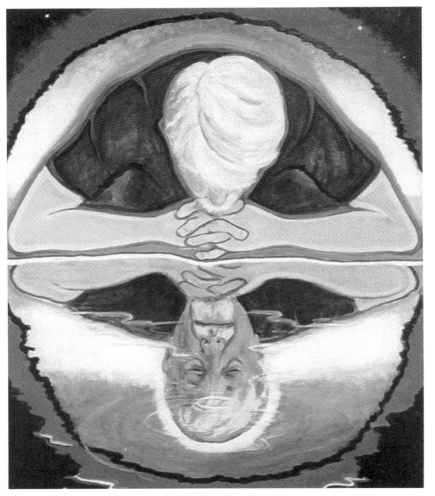

圖 1.1　「誰，什麼，哪裡，如何？」（*Who, What, Where, How?*）藝術治療師 Don Jones 創作（Reprinted with permission of the artist）

⟡ 藝術＋治療＝歷程＋作品 ⟡

　　雖然藝術治療師已經傳達了許多特定的藝術治療定義，但大部分仍可區分為兩種普通的類別。第一是相信藝術創作歷程的內在治療力量，這個觀點包含藝術創作歷程是一個治療性的概念，而這個歷程有時被稱為藝術，有時被稱為治療。藝術創作被視為可以表現個人想像力、真實性及自發性經驗的機會，隨著時間的推移，可以導向滿足、情緒補償及轉化。這個觀點同時認為，創作歷程具有提升健康以及產生成長經驗的內在與本質。

　　第二個藝術治療的定義奠基於藝術是一種符號象徵溝通的想法。這個取向通常意指藝術心理治療，強調作品——素描、彩繪及其他藝術表現——對議題溝通、情緒以及衝突是有助益的。心理治療對此種取向是不可或缺的，而藝術圖像對於提升個人與治療師之間的言語溝通及獲得洞察力是極具意義的。有了治療法的引導及支持，藝術更能促進新的理解及洞察力，不但可以幫助人們解決衝突與問題，且形成一個新的期待，進而引導一個正向的改變、成長與療癒。

　　事實上，大部分進行藝術治療的治療師，或多或少會將藝術及治療與藝術心理治療整合進工作中。換言之，藝術創作被當成是治療歷程，以及藝術可以產生與治療有關的溝通訊息，這樣的想法是非常重要的。治療師會根據個人的哲學觀、個人在藝術治療中的需求以及目標來強調某個治療領域。

⟡ 那麼關於「詮釋」呢？ ⟡

　　許多人猜測藝術治療是否為純粹詮釋藝術表現的內容。在某些場合，我會面對一些要求我分析圖畫的人，或另一些想知道我能否從孩子的圖畫

中說明孩子是否被虐待或有創傷經驗的藝術治療師。圖像是非語言的溝通形式，你自然而然可能猜想它們是否包含任何隱喻，或是否能詮釋其內容。許多參與藝術治療的人也都有興趣找出其圖像所代表的意義。

一些被設計成評估人格的心理測驗，會讓人們對於藝術詮釋產生好奇心。你可能知道羅夏克測驗（Rorschach test），這是一種墨漬圖像的反應測驗，你可能也聽過心理學家偶爾會利用圖畫協助診斷。藝術治療牽涉圖像的創作，自然可以做出假設，這也可以解釋藝術和某些評估與診斷的目的有關係。

某些程度上，藝術治療師對於人們的圖畫、創作或其他藝術工作型態的意義感到興趣，或是被圖像或符號所吸引。大量的研究顯示，重複出現的符號、藝術內涵和繪畫形式，可能和情緒障礙、創傷、身體疾病或神經病學問題有關。舉例來說，藝術治療師已研究了被診斷為解離性疾患或嚴重童年創傷的成人，其在藝術表現中內容重現的類型。許多治療師探索曼陀羅（圓形）圖畫的符號或結構外觀，以確認圖像、顏色是否和特定的心理、生理條件有關。心理學家、臨床心理師、藝術治療師和其他人也探索簡單的人類意象圖畫中所透露有關人格、發展、創傷和神經心理特質的線索。這種工作形式，更聚焦於在評估上使用藝術表現，而非是個人成長或是自我理解。

治療中的藝術創作的意義雖然令人著迷，大多數藝術治療師對於協助個人為作品做出自己的詮釋更加感到興趣。基於一些理由，要求個人對其在藝術治療歷程中的工作做出回應是很重要的一部分。首先，雖然在藝術表現中似乎有許多通用的符號，但你透過藝術所表現的自我通常都非常個人。你會將個人的獨特背景帶進藝術創作中，包含過去的生活經驗、文化影響以及個人期待。在藝術創作中的獨特經驗，也會透過藝術影響你如何傳達感受、思考以及想法。在藝術治療中，這個面向極有助益，因為創作藝術的個體可以確認其圖像的意義。治療歷程中的所有反應和藝術本身一

樣，都是極為個人和獨特的。

　　藝術圖像的意義也因人而異。如果你和我看到同一幅畫，我們可能對
於同一幅圖像產生些許不同的看法，或賦予完全不同的詮釋。如果我看到
一個人在藝術治療歷程中的創作，且未詢問對方關於圖像的意義，我可能
會將個人的詮釋強加於作品之中。我們很自然會在所看到的圖畫裡，傾向
投射或轉化我們自己的信念、印象、想法或感受。最後，藝術表現會隨時
間改變其意義。例如：你現在看一幅圖或畫，數週之後，你可能就你所看
到的會有新的看法、新的反應和回應。可為一幅素描、彩繪或雕塑建立獨
特的意義，這是藝術神奇的一部分，也是其神秘的部分。

❧ 藝術治療為什麼有幫助？ ❧

　　藝術可以讓我們透過個人的創作內容對其達到某種程度的理解，而藝
術治療的歷程及其實際創作的藝術潛力，可幫助人們成長、康復以及治癒。
協助人們理解自我的藝術表現，的確也是藝術治療的一部分，與藝術創作
歷程同樣重要。藝術治療是具有修復性、轉化性以及自我探索的一種形式。

視覺思考

　　視覺思考（visual thinking）是我們的能力，企圖去組織我們對於周遭
世界的感覺、思考和期望。它滲透在我們所做的每件事情裡，從白天有計
畫的思考到夜晚在夢裡出現。我們通常使用視覺參考物去描述我們對人們
的看法，以及在生活中所經歷的事情。我們大多都對於俗諺「圖畫勝過千
言萬語」，或者關於一些顏色的說法「她帶著綠色的妒忌」、「我很藍
色」，或「他透過玫瑰色的眼鏡看世界」很熟悉。我們使用視覺描述為這
個世界命名及賦予特色，並使用我們在圖像中的思考，表達出想法與感受。

　　Sigmund Freud 被視為現代心理學之父，他觀察到夢、感受和思考都經

歷過以視覺為主的形式。他總結出，如果可以透過畫的方式描述夢境，病人的挫折可以有所緩和。Freud 也了解到，藝術非常接近潛意識，因為我們的視覺理解領先於語言表達的能力。圖像是我們早期經驗的一部分，許多前語言的思考都是圖像化的。即便是成人，透過感官感受，例如聲音、嗅覺，我們或許會回憶起一些事件、一個地方或一個人，我們也可能有心智圖像的經驗。

Carl Jung 聞名於對夢境和藝術中視覺圖像的興趣，他也注意到治療中圖像的重要性。他觀察到，將情緒或問題擬人化，或者透過夢或藝術以圖像方式呈現出來，我們開始能夠更清晰、深入地了解它，並經驗其所包含的情緒。Jung 的哲學觀影響了心理治療的領域，其主要依賴於記憶和夢境的圖像，以及它們和感覺的連結，幫助人們處理情緒衝突和問題。

近期以來，研究者發現，許多創傷經驗通常以一種圖像形式進行編碼。當我們經歷如暴力行為或者重大災害等創傷事件，心智或許會如同相機拍照一般記錄記憶。似乎很自然的，這些記憶首先會以圖像形式出現。視覺藝術可以提供一個獨特的傳達方式，以較少威脅的方式，將創傷圖像在意識層面裡浮現。

雖然我已經和數百位受創傷的兒童和成人工作過，其中特別有個個案在使用語言之前，必須使用圖像形式描述所經歷過的嚴重創傷。幾年前，一個年輕女性 Carla 帶著過去幾個月她畫得滿滿的塗鴉本來找我，並說直到最近，她才對於藝術感到興趣。她覺得有種強迫感想要畫出圖像、夢境或者其他想像（圖 1.2 和圖 1.3）。這些圖像的內容困擾著她，因此她想或許可以跟藝術治療師分享，以幫助她進行理解。繪畫內容主要包含明顯的暴力以及痛苦景象，而繪畫的形式是非常奇特的。雖然這些畫作當中有些看起來像是成人創造出來的圖像，但大多數會被誤認為是幼兒畫。

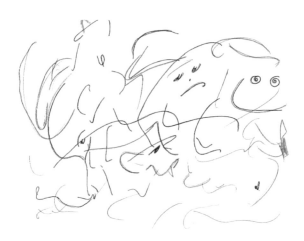

圖 1.2　「我們的人格」（*Our Personalities*），鉛筆和簽字筆圖畫，描述多重
　　　　人格，Carla 創作（Reprinted with permission of the artist）

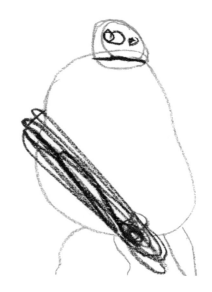

圖 1.3　Carla 所畫關於施虐父親的蠟筆畫（Reprinted with permission of the artist）

接下來幾個月，我和 Carla 一起工作，幫助她確認這些圖像的意義，以及探索她為何強迫自己將這些圖像畫在紙上。透過藝術工作和催眠治療的情境，我們發現 Carla 在兒童時遭受嚴重虐待，導致現在經歷解離認同障礙（dissociative identity disorder）（之前所知的多重人格障礙）。透過藝術表現，她可以開始對過去受虐的經驗，以及解離出的自我、難以說出的痛苦經驗進行長期的理解、統整並復原。藝術圖像存在於Carla和我之間，成為開啟和認同多重人格的一個方式，而這部分的創傷來自於她早年受到她父親掌控的生活。

藝術創作的視覺語言是較不熟悉的一種溝通形式，但也是較不受掌控的。對 Carla 而言，藝術是一種安全地表達複雜和困難生活經歷的方式，相對地，文字的表達對她而言較為困難，對於一些人來說，文字可以是一種逃避或者厭惡真實感受的形式。非語言的溝通形式，像藝術，可以是感受和思考的窗口，這或許是語言無法觸及的。藝術創作的特質，可以開啟那些不為人知或者是潛意識情緒與想法的通道。

傳達語言所無法表達的

曾經在某個片刻，我們會發現有一些經驗和感覺難以用文字表達。藝術治療裡，鼓勵人們將無法使用文字表達的內容，透過圖畫、繪畫或其他藝術形式表達出來。在 Carla 的案例裡，她的創傷和受虐的記憶是非常痛苦的，導致她在治療初期，只能使用圖畫的方式表達。在能夠有意識地接納她兒時經驗的真相之前，圖畫為她所發生過的事情提供一種溝通的形式。在她的例子裡，藝術可以幫助她回憶起幼年經驗，以及表達出無法直接透過文字被理解的感受和想法。

因為藝術表現並非線性歷程，也不需要遵守例如語調、文法、邏輯，以及正確拼音的語言規則，它可以同時傳達出許多複雜的事物。藝術治療師 Harriet Wadeson 稱此為空間矩陣：藝術的能力透過形式、顏色或線條去

溝通關係。舉例來說，解釋一個人家庭成員之間的關係，或許是困難的，但在家庭成員的關係圖中，很容易描寫出家庭成員之間不同時間、不同場域以及連結的關係。有時需要幾段話來描寫的，可以輕易地透過一張圖畫來表達。含糊不清的、困惑的或者是矛盾的因素，也可以放進同一幅圖畫或繪畫裡，因為藝術不像語言，不需要架構或組織的規則。藝術的能力包含著似是而非的因素，來協助人們統整以及綜合矛盾的感受和經驗。

　　藝術治療使用在年紀小的兒童特別有用。兒童並沒有大量的語彙足以描述他們的感覺和經驗，但是對於使用藝術作為一種自然的溝通方式，普遍感到自在。最近的研究裡，比起單獨用談話的方式，透過畫圖表達危險或情緒苦惱事件的兒童，對於他們的經驗能夠口頭回憶及講述更多細節。2001 年 9 月 11 日恐怖分子的攻擊，證明兒童渴望用藝術去回憶所看到的，以及將他們的恐懼、擔憂以及對事情發生的疑問象徵化（圖 1.4）。許多兒童從電視上看見這件事情，雖非第一時間經歷世界貿易中心或五角大廈的災難，但藝術使他們能夠透過非語言的方式理解自身的經驗。

感官經驗

　　藝術創作是實際動手做的活動──牽涉建構、安排、混合、接觸、塑造、黏合、素描、裝訂、繪畫、構成，以及其他實際的經驗。素描、繪畫以及雕塑同樣是心理動力經驗，亦即，他們依據使用的媒材所得到的自然感受，包含了視覺、觸覺、動作、聲音以及其他感受。像兒童一樣，藉由感受進行學習──透過紙上塗鴉、遊戲以及假裝。這些經驗依據心理學家 Eugene Gendlin 所說，稱為「感覺到感受」（felt sense），即對情境、人或事件的本體覺知。除了思考知覺外，感覺到感受是一個產生意義的方法，協助我們了解以及欣賞周遭世界。

　　藝術創作的感官特質，通常提供比使用文字更為簡單的形式去觸動我們的情緒或者期待。在情緒創傷、失落或者受虐的案例裡，藝術創作提供

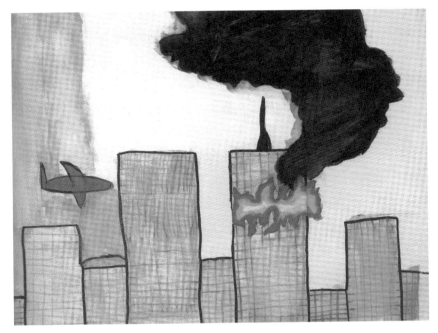

圖 1.4　Ryan Sweeney，15 歲，沒有標題的圖畫，回應 2001 年 9 月 11 日的恐
　　　怖攻擊（Reprinted from *The Day Our World Changed* ©2002 with permission of
　　　NYU Child Study Center and Museum of the City of New York）

一個透過感受去重新統整複雜情緒的方式。藝術創作協助情緒整理和治療
的歷程，因為藝術媒材的觸覺化向度──例如使用黏土、粉蠟筆、顏料──
可以使其自我安慰或者放鬆。如你將在第 7 章讀到的，這些藝術表現的感
官特質非常有幫助，不僅能減少壓力，也可以重新回憶或者重新框架對於
創傷記憶、悲傷以及失落的感受。

情緒釋放

藝術治療同樣對於情緒釋放（releasing emotions）有所幫助。在心理學

名詞裡，這意指淨化作用。情緒宣洩（catharsis），字面上的意思是指「清除」或是「淨化」，在治療裡意指為了緩和強烈情緒的表現和釋放。創作素描、彩繪、雕塑或者其他形式的藝術作品，或許可以在痛苦或者困擾的感受裡有所舒緩而達到淨化。對於許多人而言，藝術包含他們的想法、經驗以及情緒，可以具有正向影響，對於其他人而言，談論他們所描繪的圖像，特別是創傷經驗或者感受，則有淨化作用。

實際的藝術創作歷程藉由創造出放鬆的心理反應或者是情緒的改變，可以同時緩和情緒壓力以及焦慮狀態。舉例來說，創意活動確實可以增加腦中和憂鬱症相關的血清素（serotonin）濃度。有些人將藝術當作沉思的方式，透過藝術表現尋找內在平和以及沉穩。彩繪、素描或捏黏土具有重複、自我安慰的特質，可以引發「放鬆反應」與減低和壓力有關的心跳頻率，以及舒緩呼吸速度。

創造作品

在《藝術是什麼？》（*What Is Art For?*）這本書中，Ellen Dissanayake指出藝術創作牽涉到我們使用雙手創作事物，或者製作出特殊獨特物品的天生興趣。綜觀歷史，藝術被使用在修飾或是裝飾上，是真正人類的傾向和需求「使其特別」。一些人透過繪畫或者雕塑創作出一些具有特殊性和獨特性的事物；有些人穿著特殊的服飾出現在重要的儀式慶典，或是烹煮特殊的餐點去慶祝一件事情。這些都是「使其特別」的方式與人類行為的根本所在。

藝術治療或許是少數可以創作實際作品（tangible product）的一種治療方式。它提供機會持續創作某些事物以記錄意義、經驗以及感受。在藝術中發現的這個永久性的特質具有獨特性，因為它以具體的態度想法與期待做記錄，且在之後的時間裡可以被回顧，並與其他圖像做比較。回顧幾個星期或者是幾個月前的藝術創作，可以讓一個人看見思考、感受、事件和

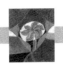

主題隨著時間的改變以及形態。

　　雖然創作歷程和符號溝通是藝術治療兩個基礎的向度，但藝術治療歷程仍有其他不同的向度被認為具有治療性。就其最簡單的意義來說，藝術製作是一個可以表達自尊、鼓勵探索和經歷、教導新的技巧，以及豐富一個人的生活的活動。藝術治療的特點或許看起來只是娛樂消遣，但創作的歷程——用雙手製作東西，並了解到自己能夠做出獨特的東西——這是一個很有力量的經驗，且無法否認它具有治療的效益。這就是藉由個人雙手或者意象所產生的個人意義化或真實感。創作藝術可接觸到許多不同的自我，喚起我們孩提時畫圖或者繪畫的正向經驗，或者是做泥塑或製作拼貼作品時的自豪感和成就感。

創造藝術提升生活

　　歷史告訴我們，個體在極大的壓力下，會採取創作藝術的方式去表達或轉化內在的衝突。Vincent van Gogh 和其他知名的視覺藝術家的藝術作品證實了這個需求。透過歷史，藝術家使用他們的藝術去探索人類的躁鬱和發現情緒掙扎的意義，以及尋找超越。

　　心理學家 Abraham Maslow 建議，當人們的基本需求——食物、庇護以及安全被滿足時，他們會呈現出自我表現（self-expression）的強烈動力。甚至是缺乏基本需求時，一些人仍然努力透過藝術表現自己。即使是戰火不斷的 1990 年代早期，人們仍持續透過藝術表現自己。他們持續音樂會、維持管絃樂團和合唱團，同時，他們從一個毀滅城市取得媒材，將一個損壞的劇院轉變成展覽館。這說明我們透過藝術表現自我的驅力非常強大，且伴隨著人類的需求。

　　藝術可以幫助我們表達恐懼、焦慮以及其他壓力情緒，它也可以接觸我們的靈魂與精神。家庭、工作以及我們其他生活的部分可以滿足我們，而藝術製作的創作經驗也可以幫助我們表現或接觸部分的自我，來達到其

他活動或互動所無法達成的部分。塞拉耶佛人的故事是個動人的例子，說明即使我們缺乏基本需求和安全感，甚至破壞和慘禍圍繞身邊，藝術如何能幫助我們超越日常生活並帶來整體和個人生活的滿足。

藝術治療家 Bruce Moon 相信藝術創作可以提供一個存在的目的，幫助我們對於這個充斥厭煩、失功能的關係、虐待、成癮以及漫無目的的世界產生意義。就這個意義而言，藝術創作可以幫助人們克服他們對於存在虛無和靈魂失落的感受。藉由藝術創作和圖像的使用，我們或許可以舒緩一些恐懼、焦慮以及憂鬱，且發現我們生活的新意義。

心理學家 Rollo May 指出，吸引力、調和、漂亮以及平衡是許多視覺藝術的部分。他觀察藝術可以提供超越感，讓人們透過視覺表現想像和描繪新的可能性，並以新的方式經驗自己。這樣的歷程促成個體化，是達到個人全部潛能的歷程，以及提供成長和改變的機會。

最後，藝術創作是一個令人享受的活動，可使人有活力、有能量以及提供愉悅。人們在藝術創作中一般來說會更活發、愛玩耍，創作完之後和他人能有更多的溝通。人們相信藝術創作能夠幫助一個人更為彈性化、自我實現以及開啟有創意的問題解決與直覺。透過藝術創作，一個人可以同時經歷新的想法、新的表現方式和新的看法。以有意義的方式尋找樂趣、遊戲、產出和溝通，對於心理、生理、精神健康是非常必要的，而藝術創作可以提供這些經驗。

創造關係

最後，一個人創作藝術，是一種非常放鬆、讓人情感滿足以及自我修復的經驗。藝術治療的效益，投資在藝術創作者和治療師之間的關係中。在治療的所有形式裡，有催化者或見證者在場，是治療、修補和回復的核心。一個和治療師在一起的真實關係，伴隨著完成了滿意的工作（或藝術創作），將提升藝術創作的潛能成為一種治療的形式。藝術治療階段裡，

治療師或許會提供一個支持性的引導，讓個案去探索藝術媒材，幫助個體解釋圖像的內容和意義，或是提供藝術創作表現的同理心。對於許多個體來說，在助人專業工作者面前是個重要的經歷，因為治療師提供鼓勵、動機、接納，以及個人成長和自尊的正向肯定，對個人成長和自尊有鼓勵性。

如你將在第 9 章讀到的，團體藝術創作強調探索和他人關係的獨特方式。如果你曾經接受過專業的藝術課程，或許知道工作時有其他人在場，會激發新的想法和創意點滴，並自然的產生互動、溝通和交換。團體裡的畫圖、繪畫或者是構圖，讓你可以從看見他人的工作裡獲益、接收到對於你自身工作的回應，以及經歷藝術創作所聚集的力量。依據藝術治療師 Shaun McNiff 的論點，和他人或是團體所創作的藝術，可透過分享藝術作品、影響及激發更多其他藝術創作者的潛能，打開個人轉化的可能性。

人人都可能創作藝術

一般人誤會藝術治療需要藝術天分才能從中獲益。有些人擔心如果他們無法有技巧地作出正確的藝術，藝術治療會無法成功，或是他們有可能會失敗。與此恰巧相反，藝術創作在藝術治療裡，並不需要你接受過藝術訓練。畫圖、繪畫和其他多樣的藝術形式，是幾乎每個人都容易獲得的簡單的表達方式，不論年齡或能力。藝術創作也是一般化的經驗，意思是說，每個人都有透過藝術創作的能力。

藝術治療的哲學包含的想法是，所有的藝術表現都是可被接受的。這個目的並非是創作出偉大的藝術。然而，人們仍然問我，到底做什麼才能稱為藝術治療，他們的藝術創作或者是簡單透過畫圖、繪畫或其他形式是否稱做藝術治療。要定義「藝術」（art）這個詞語幾乎是不可能的。學者、藝術家和其他藝術史學家思慮這個問題——「什麼是藝術？」——有好幾千年的時間，沒有做出任何的結論。一些人相信藝術治療的結果並非是藝術，因為意象的產生是有目的的，並非如藝術一般。然而，在整個藝術史

中，藝術創作如美術品或裝飾，和藝術使用在傳達藝術家內在世界的觀點，兩者間有部分重疊之處。

　　或許要每個人去創作一個「偉大」的藝術是不可能的，但對大部分人來說，他們可以勇於創新與尋找個人藝術創作的自我滿足。了解到自認為是非藝術家的人們已被發掘也許是有幫助的，常令人意外的是，雖然他們缺乏訓練，然而藝術創作能夠成為一種豐富的經驗。Elizabeth Layton，亦以 Grandma Layton 聞名，認為自己是個非藝術家，經歷三十年躁鬱症的病情，是繪畫的方式協助她復原。依據 Layton 的說法，電擊療法、鋰鹽和心理治療都不能為她的狀況帶來持續性的舒緩。後來她的兒子死於 1976 年，那年她六十七歲，Layton 採納姊姊的建議，加入一個鄰近大學的畫室課程。那時候唯一提供的課程是輪廓畫。輪廓畫是看著物體或人物所描繪出的線條畫，而不是看著紙上的東西所畫出來的。這些圖畫因為這樣而出現了偏頗，但卻有豐富的特徵和細節。

　　Layton 在畫輪廓畫之前從未創作過藝術。這個課程的老師告訴她，如果她沒有任何主題要畫，她可以簡單地描繪她自己。Layton 採納這個建議並開始創作一系列的圖畫，包含皺紋、老人斑，以及她年邁身體的外觀（圖 1.5），把想法整合於工作中，將社會如何對待老人家、如何在歲月中掙扎、憂鬱、遺憾和失落的經歷（圖 1.6），都透過圖畫去面質和表達她的想法、感受以及期待，她因而開始感受到她的憂鬱逐漸消散。

　　Grandma Layton 相信輪廓畫改變了她的生活，以及緩和了她的狀況。她後來做出結論，不只是繪圖歷程，在每幅圖畫中發現意義的歷程也具有治療性。Layton 透過她的藝術而經歷自我理解，就如同藝術家通常會在圖像內容裡反映自己，創作出圖像幫助她經歷強烈情緒痛苦，產生淨化歷程，寫下對圖畫的註解幫助她確認自我肖像的意義，且開放了經歷與困擾已久的經驗和感受。

　　Grandma Layton 不只透過她的圖畫開始分享更多她生活的故事，她也

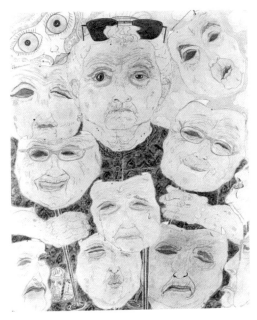

圖 1.5 「面具」（*Masks*），Elizabeth Layton 的鉛筆和蠟筆畫。關於作品，
Layton 說：「出現在我腦海裡的都是這些生命中的情緒，有許多臉部
肌肉，每一個都回應到每個情緒。說你是快樂的一分鐘，你帶上面
具，這將會在臉部肌肉造成某種程度的凹陷。我想你有很多種情緒會
在臉部造成這些線條和扭曲。」（Reprinted with permission of Don Lambert）

和藝術家 Don Lambert 及藝術治療師 Robert Ault 分享。Layton 因為和他們
的對話內容，加深對自己作品和情緒治療的理解程度。她的圖畫後來也在
美國以及其他世界各地受到欣賞。

　　Layton 從沒出售過她的圖畫，因為害怕她的奇蹟式歷程會因此而消失。
她給予家人、朋友和慈善機構超過一千張的圖畫。Layton 的作品證實了，
各年齡層的創造力是非常重要的，而感覺需要被呈現才能夠獲得解決，不
論是透過藝術或其他方式。

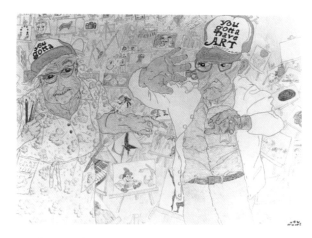

圖 1.6　「你得到藝術」（*You Gotta Have Art*），Elizabeth Layton 的鉛筆和蠟
　　　　筆畫。「藝術為我做很多，我想要每個人都試試看。如果你對我的嚷
　　　　嚷感到厭煩，可以像 Glenn 一樣──躲開。我姊姊 Carolyn 保有耐心
　　　　地規勸我去嘗試藝術，就像她先生說服她去畫圖。女兒 Kay 甚至帶藝
　　　　術作業給我做──鞋盒裡的兒童電影影像、解釋歌謠。所以膽小的我
　　　　冒險進入藝術世界，投入基本的圖畫，發現『輪廓』！」（Reprinted
　　　　with permission of Don Lambert）

藝術是理解的方式

　　對 Layton 來說，繪圖不只是用來溝通難以訴說的內容的一種方法，同
時也是一種認識真實自我的方式。透過藝術，她可以傳達深刻的遺憾以及
失落，去理解她超過三十年的情緒悲傷和憂鬱。Layton 發現，藝術創作還
能夠幫助她發現和創作生命的意義。

　　在《彩繪心靈：從內在影像創作中了解自己》（*Art Is a Way of Knowing*）
裡，Pat Allen 寫到，除了教我們如何做自己以及活著外，藝術同時是「一
種理解真實信念的方式」。在創作圖畫或者是繪畫時，也開始了探索信念

的歷程。我們或許會發現痛苦或憂鬱的理由，也或許確認了快樂和創作潛能的來源。藝術無庸置疑地告訴我們，個人在各個向度的故事：我們的感受、想法、經驗、價值觀和信念。在透過藝術將之視覺化的歷程裡，提供了機會來了解自己的方法，以及改變觀點。

藝術＋治療＝有力的療癒

　　像許多藝術治療師一樣，我擁有自己個人對於藝術治療的定義以及運作方式。這個定義是混合了許多過去所提及的想法。我相信自己的藝術治療師的角色，是透過藝術去幫助人們探索，或是表現他們真實的自我。透過這些歷程，人們可以從淹沒的情緒、危機或是創傷中得到舒緩。他們會透過藝術表現，或者是去經歷個人的轉化，來發現自己內在的頓悟，增加幸福感受，豐富他們每天的生活。我認為藝術的力量可以拓展自我理解，並提供從其他方法中無法得到的頓悟，開拓一個人溝通的能力。我也認為藝術表現是透過圖像傳達個人敘事，如同人們經由故事和那些圖像產生連結。尋找圖像裡個人的意義，通常是藝術治療的一部分。對一些人來說，這是藝術表現中一種潛在的治療特質。這是一種讓你了解自己的有力方式，也是一種治療的有力形式。

　　在接下來的章節，將有機會看到藝術治療師如何工作，以及如何透過個人藝術創作體驗一些原始獨特的特質。但首先你會學到藝術治療來自於哪裡，以及這為什麼對於提升健康、鼓勵情緒轉化和尋找個人意義是那麼重要。

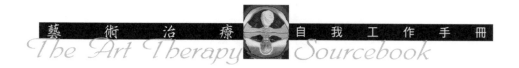

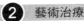

藝術治療：
關於過去和現在的繪畫運用

藝術是內在世界和外在世界相遇的基礎。

Elinor Ulman, *Art Therapy in Theory and Practice*

現在你應該對於藝術治療有些想法，你或許會納悶它來自於哪裡。藝術治療當然是一個新的領域，它和其相關領域的想法有所關聯：藝術、藝術史、人類學、心理學、精神醫學。藝術治療的出現，是二十世紀許多獨特事件造成的結果。無論是過去和現在，因為藝術治療源於視覺藝術和心理學的基礎，自1950年代開始，對藝術治療的發展和興趣引發了許多的影響。

⨕ 藝術：一位古老的治療者 ⨕

藝術治療，像許多其他形式的治療，其根源需要回溯歷史。自遠古時代，藝術即在健康上扮演重要角色，符號表徵亦在治療儀式中占有一席之地。藝術創作的需求是基本的人類驅力，和語言、性、社會互動以及侵略行為一樣是人類的天性。

早期的書寫，例如埃及的象形文字，通常使用物體的圖像，例如動物

或鳥類。蘇美人的楔形文字、馬雅文化的表形符號，還有古代及當代的漢字都可作為例子。

　　至少從西元前兩萬年開始，人類已經開始製作標誌和石器的圖像，不僅用於裝飾也用於巫術。石器時代的人類是第一個圖像創作者；他們使用原始簡單的工具在牆壁上雕琢圖像和形式。他們致力於保護自己免受環境、動物和其他不知名的威脅與攻擊，創作並不只是作為工具或庇護之用，也同時可用來創作圖像。早期的人類想要嘗試透過畫圖的方式進行祈禱，以達到成功的補獵行動。歐洲一些有名的洞穴圖畫，並非只是作為裝飾之用，它們因具有一些巫術的目的而被使用在儀式中，不單純只是裝飾的功能。

　　人類在以巫術為目的之藝術上具有一致的發展，保護自己避免邪惡和傷害，表達並控制強烈的情緒，例如害怕和焦慮，以及準備將要發生的事件，例如打獵。舉例來說，早期埃及人在木乃伊上置放保護的圖像，使木乃伊不被破壞。在西元前兩千年，希泰族於巫術儀式中使用不同顏色的羊毛作為保護用。許多非洲社會，人們相信面具可以召喚祖靈、避免危險的威脅，並幫助穿戴者對動物或者是靈性的力量採取認同。

　　在同個時代，文化猶如無文字的社會，藝術被使用在象徵性的去治療病痛，以及帶來生理和心理的舒緩。舉例來說，北美印第安人在許多特定的模式裡，結合歌曲、舞蹈和沙畫，去醫治特定的疾病。西藏人同樣也使用沙畫，以曼陀羅的形式，作為祈禱者的焦點、具有治療意圖或具有舒緩的成分。這些例子的核心要素在於，沙畫是視覺符號，意指就某部分來說，是為了進行轉化或是做為醫療用途。人類相信藝術可以是奇蹟式的、反應人或者環境的改變與轉換，這或許是藝術為什麼可以被視為具有療效的理由之一。

　　黃教巫醫是現代精神醫學，特別是藝術治療師的古老先鋒。黃教巫醫的工作是從人的身體內取出受傷和不健康的因素，並透過使用圖像和儀式的方式，去治療他們的大腦、身體和心靈。黃教巫醫統整服飾、儀式和慶

典上的視覺符號來吸引靈性面，及達到意識狀態的轉變，並引發出治療目的。黃教巫醫的工作和藝術治療領域有強烈的相關性，特別是使用圖像創作出一個健康或復原的模式。

　　藝術的目的涉及保護、巫術、自衛的本能、預防醫學，以及生理或心理治療，傳統和當代文化開發出的圖像，也因為意義和形式上的相似性耐人尋味。有強烈的證據顯示，歷史上的人類對於圖像有普遍意義感，且數個世紀以來，有許多符號重複出現。不同的世界文化，出現相似的符號以及結構，同時指出許多符號有相同的意義。舉例來說，在西班牙、義大利、澳洲、印度尼西亞、非洲和美洲發現同心圓（圓裡面再一個圓）。其他形式和形狀，例如螺旋、錯綜複雜的線和有垂直線的圓形，重複出現在藝術或者和其他沒有相互接觸的社會或文化的設計裡，這些事件強調其共同的連結，是人類使用藝術的視覺語言和普遍概念中的溝通角色。

⤳ 藝術和心理疾病 ⤳

　　透過這些想法來界定，藝術治療部分來自祖先或者是傳統使用藝術的方法，他們也受到近代事件的影響，特別是現在精神醫學的出現。在二十世紀早期，精神醫學變得開始對圖像、人類情緒，以及潛意識連結感到興趣。這使人相信，藝術表現為人的內在世界之本性提供實證。在 1901 年，法國精神科醫師 Marcel Reja，注意到病人和兒童的藝術與未受過訓練的畫家之間的相似性。儘管早在 1912 年，歐洲精神科醫師 Emil Kraepelin 和 Karl Jaspers 觀察到病人的圖畫有助於理解精神病理學。然而，一直到 Freud 發展潛意識理論，並寫下夢中出現的場景，心靈和視覺表現的關係大門都沒有被開啟。Freud 注意到，他的病人常常說他們可以畫出夢境，但無法使用文字描述它們。這個觀察啟發並確實印證一個信念——藝術表現可以是理解人類內在心靈世界的一個通道。Freud 也在他的臨床工作中擷取藝術概

念，而他的理論也多來自他對於文獻和視覺藝術的研究。

　　接著，Jung建構一個群體意識的概念，包含了透過藝術和神話世代所傳遞的跨文化象徵和原型。因個人的藝術興趣，Jung創造生活中的素描、繪圖以及雕刻，並使用視覺藝術紀錄來探索他的夢境。Jung理解到，所有的藝術可提供接觸感受以及自我理解的方法；他將潛意識視為幸福和轉化的來源。Jung開始相信，引導出意識層面裡情緒承載的圖像是非常重要的，因為它會遺留變成潛意識，對個人行為會產生負向影響。他覺察到夢、記憶、故事和藝術，可以帶出藏在潛意識裡的圖像。

　　Jung對於心理意義和藝術表現的使用，尤其是曼陀羅或巫術的圓特別有興趣，就如同他自己和病人所畫的圖畫一般。不像Frued，Jung通常鼓勵病人畫出他們的夢境。他說：「畫出我們所能見的。」「這是從我們所看見的內在，畫出來的不同藝術圖像。」顯而易見Jung知道圖像和心靈的連結。透過對於原型和普遍存在的視覺藝術研究，發展出對於圖像意義理解的基礎。

　　Freud和Jung兩人對於藝術圖像和夢境的解釋，吸引了精神醫學領域，在心理分析專業領域裡，也產生對藝術表現的興趣。他們對於大腦潛意識歷程的解釋，同樣也提供精神醫學在心理分析領域使用藝術表現和夢境的基礎。透過Freud和Jung的著作，心理治療師開始理解到，語言並非總是合乎所需，而藝術或夢境裡的圖像，能夠提供僅使用言語時所欠缺的資訊。有關於透過圖像的表現具象徵性的想法也開始出現，而病人圖像可理解潛意識和壓抑的情緒，並為其找出意義，此部分的關注有增加的趨勢。

　　在數個世紀以後，對於精神病患者藝術作品的興趣也提升了。在1872年，Ambroise Tardieu是一位高度受到尊重的法國精神科醫師，發表關於精神疾病的書籍，內容包含他對於那些被認定為瘋子的人，其創作作品特色的想法摘述。在1876和1888年，法國精神科醫師Paul-Max Simon出版了一系列有關理解精神病患者圖畫的詳盡研究。Simon被認為是藝術和精神

醫學之父，他也是第一個開始蒐集並建立大量精神病院患者的繪畫和圖畫
的精神科醫師。根據他對於藝術作品的內容和症狀相關聯的信念，證明這
些圖畫可作為診斷之用。

　　1920 年代，藝術史學家 Hans Prinzhorn，後來轉行做精神科醫師，開
始在德國、瑞士、義大利、澳洲以及荷蘭，從其他醫師或醫院蒐集病人的
圖畫、繪畫以及雕塑。他蒐集到超過五百個病人的五千個作品，這份工作，
後來成為其所出版的《精神疾患的藝術作品》（*Artistry of the Mentally Ill*）
以及當代非主流藝術的基礎（如圖 2.1）。Prinzhorn 不是研究所蒐集到的
藝術家的精神病理，而是對於他們創作的歷程和視覺形式更感興趣。他相
信人們的基本驅力是朝向自我表現以及溝通，包含鼓勵遊戲、裝飾、符號

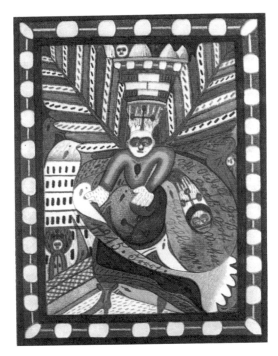

圖 2.1　Prinzhorn 蒐集的圖畫，日期不詳（Reprinted from *Artistry of the Mentally Ill*
　　　　© 1972 by Hans Prinzhorn, with permission of Springer-Velay KG）

化以及組織想法融入在視覺形式中。Prinzhorn認為，藝術創作的歷程對所
有人而言是基本的，無論是否有精神症狀，藝術是一種很自然的方式可達
到心理統整和健康。他認為藝術創作是一個「普遍的驅力」，甚至是遭受
到精神痛苦的人，也可以透過藝術表達他們自己的感受。

　　Prinzhorn的想法兼具有Jung對於原型和集體潛意識的想法。他接受潛
意識心靈的概念，然拒絕了藝術能夠減少臨床分析的想法。他看見藝術對
於精神病患來說，是一個自我發現的歷程，甚至是達到精神健康的康莊大
道。

　　大約在Prinzhorn開始蒐集精神病患藝術作品的同時，瑞士精神科醫師
Walter Morgenthaler出版了一本書籍，是有關一個遭受精神分裂痛苦、名為
Adolph Wolfli 的人。Wolfli 被關在精神病院超過三十年之久，在那裡，他
創作以細節、複雜度以及色彩聞名的許多圖畫（如圖 2.2）。就像在
Prinzhorn 蒐集裡的藝術家一樣，Wolfli 沒有正式的藝術訓練，完全是從他
有限的媒材中進行自發性的工作。

　　對於藝術表現的精神病理學的興趣持續到近代。精神病患的藝術持續
吸引著藝術史學家、精神科醫師、精神健康專家、藝術治療師以及藝術家。
這些人大部分並沒有正式的訓練，但能自發性的創造出獨特的風格和內容。
他們的藝術通常在視覺上是非常漂亮的，而一些藝術家和藝術史學家則視
其具有純真或原始的特質。

✧✦ 藝術和診斷 ✧✦

　　因著對精神病患所創作的圖畫內容意義的興趣，導致使用圖像和圖畫
去診斷或者評估精神狀態的興趣也隨之增加。投射測驗的概念出現於對標
準任務的發展嘗試，以至於可做出介於正常和不正常之間的比較。「投射」
（projection）一詞，指的是歸因另一人感受的傾向或者是一個人所經歷的

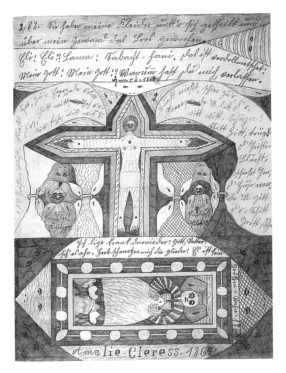

圖 2.2　Adolph Wolfli 所創作的圖畫，1908 年（Reprinted from *Adolph Wolfi: Draft-man, Writer, Composer,* edited by Elka Spoerri. Copyright © 1997 by Cornell University. Used with permission of the publisher, Cornell University Press.）

知覺。Leonardo da Vinci 被認為是不小心創作出第一個投射測驗的人，是因為他觀察自己使用海綿在牆壁上所創作的污漬。他寫到「可以在這些污漬點上看到許多經驗，讓人想要從其中找出──人頭、各種動物、戰鬥、峭壁、海洋、雲，或者是森林和其他東西。」

在 1920 年代，歐洲第一個出版的測驗是羅夏克測驗。之後在美國有許多墨漬測驗，被設計成刺激觀看者的聯想和情緒。羅夏克測驗以其創作者 Hermann Rorschach 命名，他相信一個人的個性和意識到的形狀彩色有所關

聯。在羅夏克測驗裡，呈現出十個不同顏色、形式以及結構的墨漬，個體在時間內依據明確的指令做出反應。這個人會被要求描述他在每張卡片上看到的。這個測驗原先是被使用在自由聯想的形式裡，後被心理學家和精神科醫師作為解釋用。雖然現今羅夏克測驗不再被視為一個可信賴的人格測驗，但它仍是早期趨勢的一部分，將藝術表現和圖像視為有助於理解和解讀潛意識心靈的方式。

　　圖畫對精神病患可能產生的意義也開始進行研究。1906 年，德國精神科醫師 Fritz Mohr 描述了第一個以心理為目的的圖畫測驗。1926 年，Florence Goodenough 發展出為兒童設計的圖畫測驗，透過畫一個人的細節來評估智商，Goodenough 和其他研究者同時理解到，畫人測驗不只透露智商，亦可了解人格特質。在 1940 年代發展出透過畫圖來評估人格的其他測驗，從那時候開始，兒童和成人的圖畫開始被認為是情緒和內在狀態的展現，雖然支持這些研究的想法不是很一致。然而，現代對於投射人格特質的圖畫之興趣，仍然持續著。

❧ 藝術家和心理學 ❧

　　正當藝術家搜尋圖像的意義和探索創作力對治療及處理的力量時，二十世紀早期出現的精神醫學和心理學，對於藝術家的工作存有強力的影響。Freud 的潛意識概念變得非常重要。潛意識的定義是，無法被意識層面覺知的部分心智狀態，出現在行為，例如語誤、解離行為和夢境等。

　　二十世紀的超現實主義（surrealism），受到 Freud 學說心理學的影響，它是建立在想像來自於潛意識的想法。超現實主義同樣對於夢境有興趣。他們相信夢包含的意義可以被闡述，如同 Freud 所假設的概念，例如藝術家 Salvador Dalí 和 Max Ernst 在他們的作品裡所包含的象徵圖像。超現實主義尋找創作性藝術，包含有如夢裡所經歷的古怪或令人震驚的內容。強

調重新產出外在真實的需求和引導出個體內在世界的光明。

　　例如自動繪圖的技巧，引發藝術家 Joan Miró 的興趣。這些藝術家相信透過自發性或者自動畫圖，可以達到或表現出潛意識層面的心靈。接著，藝術家 Jackson Pollock〔他在其畫作「滴」（*drip*）成名時接受心理分析〕使用稱為心靈自動理論（psychic automatism）的繪圖技巧，幫助他透過油畫傳達內在思考和想法。這個方式涉及從潛意識心靈延伸出來的圖像以及使用隨性態度去畫圖。Pollock 像許多同時代的人一樣，深信意識層面在他的圖畫中扮演重要的角色。

　　表現主義是一種強調情緒抽離的藝術運動，同樣也強調藝術家內在世界的探索。因為 Paul Gauguin 和 Vincent van Gogh 在顏色和筆觸的使用上充滿情緒，顯然他們大部分的作品是表現派的。在二十世紀早期，Wassily Kandinsky 和其他畫家，使用抽象的形式和單純的色彩去傳達感受，引發觀看者的情緒回應。Kandinsky 特別透過戲劇化和自發性的色彩、線條和形狀的使用，以探索心理和靈性。他相信他的作品可反映出潛意識的自由心流（flow）。

　　對於 Kandinsky、其他的表現主義者和超現實畫家來說，藝術被賦予自發性，猶如自由聯想的心理歷程一般。同時，Freud 探索自由聯想（一個讓人的意識在沒有意圖或者是監控的狀態下，從一個想法到另一個想法），如同一個理解潛意識心靈和人類行為的臨床方法。當精神醫學嘗試去理解內在心靈的運作，藝術家也開始從他們的工作中，看見圖像的內在。

　　其他的藝術家探索非藝術家的自發性，例如兒童或者精神病患。Jean Dubuffet 是原始藝術或者是「原生藝術」風格中的一個藝術家。Dubuffet 受到 Prinzhorn 和 Morgenthaler 所蒐集的藝術作品影響，開始以兒童和精神病患的藝術為基礎來創作。Prinzhorn 和 Morgenthaler 看見精神病患的作品是出於人類本能的去創作，而 Dubuffet 將其視為獨特且原創的藝術，重視它的自發性。

這些未曾受過訓練的藝術家，其作品所展現出的獨特性和天賦，到今日仍持續保有魅力。藝術家、藝術史學家和評論家開始重視這些非主流藝術或不有名的作品。非主流藝術（outsider art）是一個很重要的概念，因為它認為藝術家的創造力，是分享人類的經驗、可超越障礙或環境。這個界定對精神障礙者、社會邊緣化者（坐牢的人、身體障礙和老人）的藝術表現，能為其更進一步的探索建立步驟。

✎ 藝術家、創造力和瘋狂 ✎

如果你上了藝術歷史的課程或者是閱讀藝術家的傳記，或許會猜想為何許多具創造力的人，似乎都受到情緒困擾或者是過著心理複雜的生活。其中有些問題是關於創造力和瘋狂之間的連結。Plato提到藝術家被神賦予「神性的瘋狂」，意味著以更正向的觀點來看創造力，如人品、天賦或才智。其他人則對介於藝術的創作歷程關係，以及視覺藝術和心靈健康的關係持有不同的見解。

事實上，許多偉大的藝術家、作曲家和作者都有精神疾病。在研究者Kay Redfield Jamison的書籍《與火靠近》（Touched with Fire）中，她依據精神醫學現行的診斷類別，觀察到這是真實的。躁鬱症患者在能量狀態、情緒、行為和思考模式上會產生戲劇化、循環的轉變。憂鬱症導致鬱悶、低能量、冷淡、失望感，在一些案例裡還有自殺意念的出現。據Jamison表示，近期研究指出，藝術家——視覺藝術家、作者、詩人和作曲家，有高比率符合躁鬱症或者憂鬱症的診斷類別。她提到，這些精神疾病有時會增強或可能引發某些人的創造力。

藝術家遭遇到情緒障礙，其中一個較為有名的案例，就是Vincent van Gogh。van Gogh的家人同樣也遭受憂鬱症和躁鬱症之苦。他哥哥Theo是憂鬱症，他弟弟Cornelius也因自殺被報導，他姊姊Wilhelmina有精神疾

病，疑似精神分裂症。

　　傳記作者指出，Vincent 在他孩童時就有憂鬱症，這樣的狀態持續到成人時期。然而他相信，他的傷心和內在的混亂，讓他具有畫家的創作力。躁症傾向對 van Gogh 來說是好的。在他八年的藝術家生涯中，他創造出將近八百件作品，其中四百件是在有生之年的最後一年創作的。

　　van Gogh 看起來像是躁鬱症，但不止一百種的診斷，包含精神分裂、腦瘤、癲癇、梅毒、酒精中毒和成癮，都可能是導致他躁鬱症的原因。van Gogh 說他可以聽見聲音，失去意識時眼前發黑，有時表現積極而有時會迷失方向。他好幾次嘗試藉由吞有毒的顏料和松節油作為自殺方式。

　　思索 van Gogh 畫作風格、圖像，與他的行為以及憂鬱症之間的連結已經有很多年了。我們所知，從歷史紀錄和 Gogh 所擁有的著作裡，非常明顯可知他情緒的困擾。藝術史學家和精神科醫師指出，van Gogh 的漩渦狀筆觸，如同暗指他處於躁症期。在他藝術家生命中最後一個夏天所寫的信件裡提到，「我畫了一幅巨大的圖畫是混亂天空下的麥田，我並不會覺得不好意思去表達傷心和極度的孤獨。」van Gogh 最後的畫作「麥田群鴉」（*Wheat Field with Crows*）（圖 2.3），描繪一個黑暗的天空、暴風雨的天

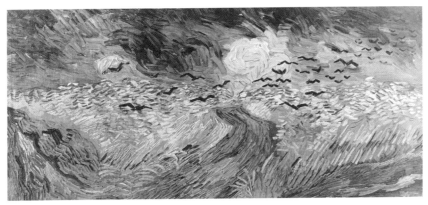

圖 2.3　　Vincent van Gogh 的「麥田群鴉」（*Wheat Field with Crows*）（Reprinted with permission of the Van Gogh Museum and the Vincent van Gogh Foundation, Amsterdam）

氣，和一群黑色烏鴉的景象，這通常意指困擾他的情緒狀態和自殺的可能徵兆之間的連結。

　　像 van Gogh 一樣的案例，引起人們對於藝術和疾病之間關聯性的好奇心，並對藝術表現如何反應心理問題或情緒困擾提出問題。有一些猜測是說，心理問題和情緒困擾，強迫著一些人去創作藝術。特別的是，一些被認為是世界偉大的藝術，例如 van Gogh 的作品，就是來自於情緒困擾。許多藝術家認為災難是激發他們藝術創作的動力。

　　但是創造力並非總是情緒混亂的結果。在心理學家 Rollo May 所寫的《創造的勇氣》（The Courage to Create）一書中提到，「創作歷程一定是探索而來，並非是生病的結果，是情緒健康的最高表現，是正常人實現自我的行為表現。」May 也觀察到具創造力的人，或許具有和情緒悲痛共存的特別性，並有能力將其轉化成創作品。

　　精神疾病讓人們更有創作力嗎？許多證據仍無法證明，然情緒障礙如憂鬱症的藝術家，通常描述他們的狀況不只是混亂的來源，也能激發其創造性的思考。事實上，創造力幫助矛盾的轉化、情緒悲痛的舒緩，以及可探索個人危機、痛苦和心理混亂。

　　一些學者具備瘋狂創作力的藝術天賦和情緒障礙，許多人發現藝術將他們從精神病和創傷經驗裡拯救出來。創造力對他們來說，可用來處理焦慮、憂鬱和困擾情緒，而非只是心理問題的結果而已。

✑ 藝術治療：出現想法的時間 ✒

　　心理分析出現於二十世紀，藝術家的興趣在於象徵和自發性圖像，精神科醫師的興趣在於精神病的藝術以及投射測驗（projective testing）的發展。正如當時大部分的治療法，藝術治療在心理分析中成長，而有關圖像象徵內容的信念，則可以從病患的藝術表現或者是夢中取得。在本世紀中

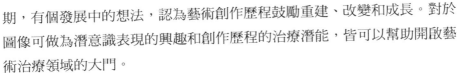

期，有個發展中的想法，認為藝術創作歷程鼓勵重建、改變和成長。對於圖像可做為潛意識表現的興趣和創作歷程的治療潛能，皆可以幫助開啟藝術治療領域的大門。

　　有其他重要的事件為藝術治療鋪路。新的治療法和治療取向在 1950 年代之後急速發展，產生一股鼓勵並接納新奇的治療方法的氛圍。其中一些源自十九世紀的美洲和歐洲，精神病患從那時開始有更多的人性治療，稱為「道德治療」（moral therapy）。道德治療包含送病患到鄉村僻靜處，在那裡，他們從職能訓練和有畫圖的藝術之形式中，接受到個人關注。這個運動只有持續少數幾年，但其顯露出在二十世紀所著稱的環境治療。逐漸的，醫院、診所和復健中心開始納入不只是視覺藝術，同時伴隨著晤談治療，還有音樂、運動和寫作創作。藝術開始被使用在和傳統治療方式進行聯結，以協助個案修通、認同，理解個人感受、想法、期待和經驗。

　　結果，藝術治療（不只是藝術，同時還有音樂、舞蹈／運動、戲劇和詩詞）在研究領域裡成為權威，且逐漸被視為對住院個體是一個可執行的治療選擇。藝術治療的領域在遍及美國的健康照護機構中，獲得關注，而在精神醫學、心理學、教育和藝術領域也同樣獲得注意。雖然許多人曾參與在藝術治療初期以及發現藝術的療癒力量，但有兩個人是主要負責美國的藝術治療。

　　使用藝術當作治療典範，起因於 1940 年代的 Margaret Naumburg。Naumburg 被認為是第一個將藝術治療描述為特別心理治療形式的人，她認為藝術表現是一種表露潛意識圖像的方式，此觀點獲得二十世紀早期著名的心理分析論的共鳴。然而，她採取 Freud 的概念，更進一步要她的病人畫出夢境和圖像，而非只是和他們討論而已。在 Naumburg 的觀點裡，藝術治療的主要價值在於真實表現和溝通；她認為個案所產生的圖像是一種象徵性語言的形式。

　　1950 年代，藝術治療師 Edith Kramer 提出藝術創作的治療潛力，起源

於創作工作的能力可紓解特定心理歷程。Kramer 強調，創造力不僅是視覺象徵語言的溝通，同時也是藝術治療歷程的關鍵。她觀察到創作藝術作品的動作涉及內在經驗的的傳達和轉化，可以是一種昇華、統整和綜合的行為。雖然藝術表現不能直接解決矛盾，但可以提供一個空間表達和嘗試新的態度和感受。因此 Kramer 對於藝術治療的觀點相較於 Naumburg 的作品導向哲學，更深深嵌入於藝術歷程。

其他人對藝術治療早期的發展也有很大的影響。藝術治療師 Hanna Yaxa Kwiatkowska，於 1950～1960 年代在精神健康的國際機構中工作，將藝術治療引介到家族治療的階段裡。他相信特定的繪圖活動對於辨識家庭成員角色與狀態，和提供共同合作的治療性經驗是有幫助的。接著，在1960～1970年代，藝術治療師 Janie Rhyne 使用藝術表現，協助人們達到自我覺察和自我實現（換言之，充分發揮全部潛能，產生個人生活的滿意感）。Rhyne 強調藝術表現的個人自我詮釋，以及當時非常受歡迎的個人中心治療取向。感謝這些提倡者，讓藝術治療在 1960 年代開始成為一個被認同的領域。

藝術治療領域在美國出現的時候，也開始在歐洲被發現與發展。藝術家 Adrian Hill 在 1940 年代因為結核病待在英國療養院，發現藝術創作的價值。他開始將藝術治療發展為可治療生理和情緒疾病，在 Hill 的個人歷史紀錄裡，他是第一個藝術治療師。如同同時期在美國的其他藝術治療師，Hill 相信藝術創作可紓解住院的單調，提供人們面對嚴重疾病的希望。Hill 的想法成為藝術治療在醫療機構中的重要基礎。

另一個英國早期的藝術治療師——Edward Adamson，擔任在醫院工作室裡和病人工作的藝術家。1946 年，Adamson 提供病人繪圖和「治療自己」的環境。他理解到藝術創作對於個體而言，是一個用來治療自己的獨特方式。他相信藝術性表現可以和自己對話，證明了藝術歷程的治療特質，而不是像其他人一樣，去分析病人的藝術表現。Adamson 收集了精神病患六萬件圖畫以及物件，現在被陳列在英國的 Adamson 收藏館裡。

正當許多個體致力於藝術治療的出現和發展，使其成為一個顯著的領域，特別影響了：堪薩斯州首府托皮卡的 Menninger 這間診所。Menninger 診所是世界有名的精神機構，是 Charles Menninger 和他兩個兒子 Karl 和 William 於 1925 年建立。身為一個精神科醫師，Menninger 覺得藝術可以幫助病人從精神病當中復原，他們鼓勵活動性治療的發展。在 1930 年代，他們將藝術治療引進機構內，邀請藝術家 Mary Huntoon 為精神病人提供美術課。Huntoon 是個受過訓練的藝術家，並非是心理學家，她幫助病人使用藝術去追蹤以及釋放情緒問題和創傷。她創造了藝術舒緩（art-synthesis）的詞語，用來描述許多病人在完成藝術作品後，經歷自我發現的歷程。她感受到藝術創造的治療價值，並非只是因診斷或象徵意義而分析。透過創作圖畫、素描或是其他藝術作品，病人有機會去體驗宣洩和發現藝術表現的個人意義。

之後的數十年裡，Menninger 診所持續在美國的藝術治療中有主要的影響存在。其他藝術家在 1950～1960 年代，也繼續在 Menninger 診所工作。其中 Don Jones 和 Robert Ault 兩個人，對於建立（1969 年）美國藝術治療協會（AATA）有其影響力。美國藝術治療協會是一個藝術治療師的國際組織，使藝術治療成為一個被認同的專業領域。

❧ 心靈、身體和精神 ❧

藝術治療的發展中有好幾個重要的影響值得一提。第一個是近幾年在健康照顧領域，替代性或輔助藥物的影響。替代性（alternative）或輔助藥物，意指醫療實務中所涉及到用以促進健康的自然和整體性的方法。報導指出有三分之一的美國人，以及有百分之七十的五十多歲的人或更年長者，使用一些替代性或者輔助治療方式，以維持健康或是輔助他們已接受的藥物治療。

「身心處遇」（mind-body intervention）這個詞語，通常意指替代性和／或輔助取向的治療。從1970年代開始，有愈來愈多的運動開始探索心靈容量對於身體的影響。在藥物和心理學領域的實踐者，開始理解到身心的連結對於治療是重要的，治療可以對心靈和身體產生啟發性的影響。安慰劑（placebo）——一個沒有內在治療價值的歷程，提供正向的結果——是一個被大多數人普遍認同的身心互動的例子。

許多較新的替代治療法，是建立在相信心靈與身體是相連的信念之上。在今日多數的身心整合歷程與原理，包含藝術治療，並非是新的，而是根源於較早的概念以及經驗。從 Hippocrates 時代開始，即認同需要承認病人的心靈和疾病有關。直到十九世紀，這些人撰寫有關於醫療及治療的經驗，指出負向情緒對於疾病的開端及成因具有影響力，而正向情緒——希望、信任、平和以及自信也是一樣。

這為人所知的身心處遇包含矯正、心靈、催眠狀態、生理回饋、祈禱和支持團體。心理治療同樣也認為，身心處遇表達出一個人情緒和心靈的健康和生理健康有關。任何一種治療都可幫助人們使用新方法去體驗和表達他們的病症。它們或許也幫助人們產生被療癒的感受而非治療而已，意指一個人已經達成心理的感受或精神健康，即使他的病狀仍然存在。

醫療機構也認同靈修的治療潛能。靈修在正式宗教裡不是必需的信念或價值，但對於一個人大於自己的內在意識，和找到超越生活困境的意義之個人能力是必須的。在一些案例裡發現，禱告、參與宗教和靈性信念，為重大創傷或嚴重疾病得到紓解或復原的重要健康因素。

藝術創作已被普遍認同和身心靈有深度連結。透過藝術創作，一個人可以探索、表達、面對和所有上述三個領域相關的議題。透過對創作歷程的理解，表達情緒矛盾，面對或接受生理症狀，產生靈性經驗例如希望和超越。因此，藝術治療被輔助和替代性藥物國家中心（National Center for Complementary and Alternative Medicine）認為是一種「身心介入」，且認

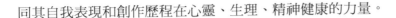

同其自我表現和創作歷程在心靈、生理、精神健康的力量。

諮商和心理治療裡的創造力

藝術治療師通常在他們的工作中和人們使用語言諮商，結合傳統的談話治療和藝術創作。不出所料的，精神健康諮商師、社工師、婚姻和家庭諮商師，以及心理學家，同時使用各種不同形式的視覺藝術和其他方式，來催化他們的個案探索思考和感受。諮商教育者Samuel Gladding注意到諮商在創造力的最佳利用上，幫助個體表達他們自己的個性和獨特性。從這個信念來看，出現在諮商活動裡的創造力，涵括了所有創作藝術可鼓舞和活化諮商與傳統談話治療的想法。諮商——包括了藝術、音樂、運動和其他表現性的形式——鼓勵遊樂性、相異的思考、彈性、幽默、冒險、獨立和開放性。相信這些個人創造力的特質和健康的個性有強烈相關。

藝術治療師、創造性諮商師和心理治療師相信，透過繪畫、素描、構圖或者是使用個人意象，可以增加個體的創造性思考和行為，幫助減緩情緒痛苦與矛盾，引發對自我和他人的理解。整體而論，這些創造性行為可以導致好的心靈健康，幫助所有年齡層的人們在遭遇人生壓力時，更能適應、更具復原力以及更具生產力。

健康照護裡的藝術

在過去二十年，有更多的興趣是在於將視覺藝術和其他形式如舞蹈、音樂、戲劇、創意寫作以及幽默帶進健康照護機構。在這個興趣之外，藝術在健康照護活動裡，透過自我表現和創造力，發展出一個被認為是可促進健康的特別力量。

藝術在健康照護裡的例子，伴隨著藝術治療師、當地藝術家、藝術協調員、活動治療師、內科醫師和其他健康照護專業人員的協助，將視覺藝

術帶進醫療機構，例如醫院和復健中心。建造病人的藝術展覽，用藝術作品豐富醫院環境，或者是裝飾醫院的內部，例如等待室或者是辦公室，以提升人性化的空間。藝術醫療的功能和藝術治療的目的很相似，即使用藝術當做復原或者是療癒的一部分。

　　最近，視覺藝術家也同時對在健康照護機構裡，如何使用藝術來促進不同年齡層的健康感到興趣。這些沒受過正式心理學或者藥物訓練的藝術家，想要了解藝術創作如何用多樣方式來增進幸福感。一些藝術或者具有令人欣賞的愉悅環境創作，具備可治療觀看者的意圖。他們使用象徵性的圖象設計，可冷靜和集中精神，活化心理回應或者是增加優越感。舉例來說，畫家或許會透過使用特定光線、色彩和意象來創作圖像，以療癒以及平衡觀看者。許多藝術家使用創作歷程來探索自我療癒，或藉由藝術創作來表達他們的病症、痛苦和療癒歷程的經驗。在第八章會描述到，Darcy Lynn使用畫圖來幫助他從淋巴瘤當中復原，記錄了具生命威脅性的經驗。

　　藝術治療師和藝術家引進藝術活動給癌症病人、身體損傷或者其他醫療狀況的病人。他們設計藝術方案以引發醫學治療，減少疼痛和增加輕鬆感。藝術治療師和藝術家將藝術使用在健康照護中，對藝術創作歷程的認同亦是對生命的肯定，認為可以促進成長、轉化和自我理解的可能性。

⚬᚜ 社區藝術 ᚛⚬

　　藝術家因為本身藝術創作過程的直接經驗，早就知道藝術具有表達和理解我們內在世界的潛能。一些藝術家認為可以利用此潛能去引導出鄰近地區、內都市和社區的改變。

　　在Suzi Gablik的《藝術的魅力》（The Re-enchantment of Art）一書中，提及藝術家對於社會的責任、轉化以及療癒的藝術變得感興趣。她指出「藝術創作如同世界重要元件」的現象取向，強調連結和同理，並非是為藝術

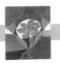
理由而創作藝術。一些信奉這些想法的藝術家，選擇和被社會遠遠放棄的
人們共同合作。在麻薩諸塞州原生藝術工作（Raw Art Works, RAW）中，
提供視覺藝術來幫助因種族與社經地位低而受到社會邊緣化的高危險群兒
童和成人。在校園、鄰近地區、施捨食物給窮人之處所、住宅區、青少年
罪犯臨時拘留所，以及專屬的工作室內，提供了手工藝課程，邀請青少年
來詮釋他們在社區的生活和角色（圖2.4）。在 RAW 方案裡的參與者，被
給予創作的機會，參與在和他人有意義的合作中，達到自我價值和個人認
同的感受。

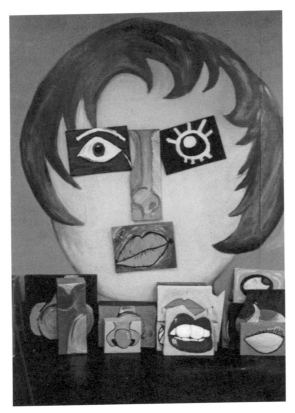

圖2.4　在 Raw Art Works 方案裡的成人圖畫（Reprinted with permission of RAW Arts）

超過二十年的時間，在美國俄亥俄州克里夫蘭的「透過藝術治療的中心」（the Center for Therapy Through the Arts）的分部「藝術工作室」（the Art Studio），有提供獨特、創新，以社區為基礎的藝術治療課程。社區基礎工作室為有特別需求的個體或是老人提供參與創作藝術課程的空間。方案也提供給孤僻以及行為障礙的兒童、大腦或脊椎神經受損的個體以及阿茲海默症的成人、發展缺損的人們和一些遭遇憂鬱症或者其他情緒障礙的人。輪椅藝術——轉向健康（Rolling Toward Wellness），是針對因為脊椎神經受損而受限於輪椅的病人的一種創新治療方法。使用輪椅在有鮮明色彩顏料的小池中轉動，身障藝術家創作出色彩鮮明的 T 恤、襪子、圍裙以及其他物品（圖 2.5）。許多人在其他方面無法找到表現的創作意義，參與在這個整合的方案裡，可以提供他們獨特以及自尊的感受。

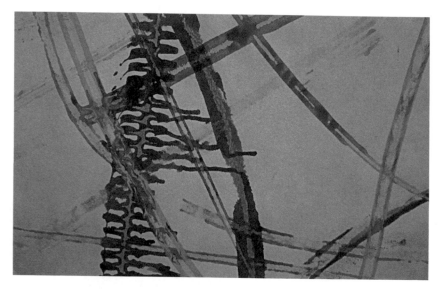

圖 2.5　輪椅者所創造的輪椅藝術圖畫（Reprinted with permission of the Center for Therapy Through the Arts）

❧ 當代藝術治療 ❧

今日藝術治療因本身的能力成為一種專業，也建立了實習和訓練的制度。因為藝術是相互關聯的，藝術治療無法單獨出現。其他學科對治療中藝術之獨特性的認同亦同時發展。表達性治療、表達性藝術或者是創造性藝術治療（藝術、音樂、戲劇、運動和詩詞）也成為重要的治療方法。表達性治療師或表達性藝術治療師，在他們的工作裡統整所有的藝術典範，這樣的工作被認為是綜合性表達藝術治療。綜合性技巧建立於所有藝術具有的普遍性特質，而在治療中可被整合與使用。

一些藝術治療師，同時也是受過訓練或有證書的表達性治療師，藝術治療師通常被認為是執業者——創造性藝術治療師中較大的團體。正如有藝術治療師、音樂治療師、舞蹈／運動治療師、詩歌治療師以及戲劇治療師。每一位創造性藝術治療師都有其獨特的理論基礎、訓練和應用。

視覺藝術不只是因它的美學和裝飾的價值或歷史事件的紀錄而有名，同時也因為它幫助我們表達和理解自我的潛能。藝術治療出現在歷史的此時並不令人訝異，將藝術當作溝通工具、對視覺符號做為心理意義的領域、對創作力和健康之間的關係，以及對於治療和療癒的替代性方法，也增加更多的興趣。就某種意義來說，它似乎是人們兜了一圈，領悟到藝術創作具有表達心靈、身體和靈魂的重要意義，並且與健康和幸福感緊密連結。

在下兩個章節，你將會學到更多關於如何從藝術創作中獲益，及藝術治療為什麼能夠自我充實、生命提升與轉化。

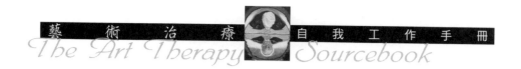

開始：
發自內心而畫

藝術是知道我們真實信念的一種方法。

Pat B. Allen, *Art Is a Way of Knowing*

　　在各種治療形式或個人成長經驗中，設定步驟是非常重要的。在藝術治療中涉及藝術體驗新方法的學習，及發現如何透過視覺藝術來表現自己。也包含學習如何使用你的直覺，重新發現對於遊戲或者探索的知覺，以及在生活中製造時間來創作藝術。

　　當我和兒童一起工作，他們一般都會對於藝術創作感到興奮。對他們來說，這是一個很自然的溝通和互動方式。大部分來到我工作場所或工作室的成人，已經有好幾年沒有創作藝術了。有些人從很小的時候就沒有再創作。其他人嘗試將藝術當作自我治療，但在如何發展或加深他們的藝術經驗上，需要一些引導。既然每個人的藝術經驗是獨特的，那麼將藝術當做治療時，思考個體的經驗如何影響對創作的理解是很重要的。身為一個藝術治療師，我關心與幫助人們對於藝術治療感到舒服自在，包含透過不同媒材來發現他們的視覺語言，或是辨識他們的信念如何成為他們享受藝術創作歷程的阻礙。

　　如我之前所說，理解藝術治療是困難的，除非你自己親身體驗過。因

此，我在本書整合了一些藝術治療活動，這些是非常基本的藝術體驗，相似於那些藝術治療師可能會使用到的活動。書中所設計的每一個體驗活動可協助你學習更多有關於藝術治療的部分，並介紹你有關個人藝術創作的價值。這些活動需要簡單的媒材和用品，這部分將會在第 5 章討論。

這些活動並沒有企圖要取代藝術治療。它們的目的是提供一個使用藝術做為治療的出發點，讓你熟悉這些反映你內在世界概念的圖像，並介紹藝術創作如何具有治療性。身為一個藝術治療師，我相信藝術創作有引發每個人健康和幸福感的潛力，而本書的目的是在幫助你發現生活中的潛能。大部分的藝術治療領域，聚焦在使用藝術於精神病、情緒苦痛和殘障的治療中，藝術治療也同樣可以是使用在健康人們身上的有用方法，如我所常說的，像你和我一樣的「正常精神病」。藝術治療不受限於精神或者生理疾病的治療。然而，它是一種對於所有人在自我理解和表現上，有用且有力的方式。如前兩章所述，這是我們創作、經驗、表達、表現特別的需求之基本延伸。因此，藝術創作具有增加你內在健康和幸福感受的潛力。

然而，如果想要從本書獲得最多並能充分探索練習，在藝術治療師的引導和回饋下體驗它們也是有所助益的，或者可以在你加入團體或工作室時，讓你的經驗得到更充分的支持。藝術治療師和其他接受過藝術治療訓練的治療師，可以幫助加深你的經驗，也可以對於你在前進道路上的問題以及關注點提供協助。支持性團體會特別有幫助，是因為他們一般都有領導者、治療師和催化員來協助你，以及團體成員可以傾聽或者反映你的情緒及經驗。或許你也想要嘗試看看藝術治療團體或者藝術工作室，那裡適合協助人們為了自我探索和頓悟的目的來創作藝術。這種形式的團體，在第 9 章裡會討論到。

許多人偶然間透過家庭成員或朋友的建議或鼓勵，發現藝術創作對他們來說是一種個人治療的形式。有些人讀過或者聽過其他人在生命中使用藝術作為療癒的元素，去克服創傷、面對失落，或者是從疾病中復原。有

些人可以靠自己從探索或創作藝術中發現療癒、轉化或頓悟，但多數人仍需要專業人員的幫助與引導，才能透過藝術來探索自我。第10章持續描述深入探索的方式，本書最後的「資源檢索」中提供了額外的資訊，可以從那裡找到治療師或者團體，來增進你的藝術治療經驗。

❧ 非藝術家和藝術治療 ❧

有些來到藝術治療裡的人，早已有過重要的藝術創作經驗；這或許是透過上藝術課、閱讀受歡迎的畫冊，或者是透過書籍或影帶來學習畫圖而有的經驗。我常接到有畫圖、雕塑或者拍照經驗的人們的電話，為了個人成長而想要探索藝術治療，或者是在藝術治療師的幫助下，透過藝術在特定議題上工作。有些人在大學階段，已經進入正式的藝術學校學習藝術，認為他們自己是藝術家。有些認為自己是視覺藝術家的人，或許早已將他們的藝術創作當作一種治療形式。和我一起工作的藝術家，通常會帶著他們的藝術作品進入藝術治療，將藝術做為自我表現的形式，感到舒服自在。

你或許會想，藝術家對於使用藝術來進行自我表現已經非常熟悉，所以進入藝術治療會比較簡單一些。你可能會覺得訝異，和我進行藝術治療工作的絕大多數人中，並沒有許多藝術經驗，且認為他們自己是非藝術家。事實上，一些有藝術天分的人發現藝術治療歷程對他們有些困難，因為藝術治療要求人去體驗一個和傳統藝術教室不同方式的藝術創作。

作為一個藝術治療師之前，我接受許多年訓練而成為一個專業藝術家和設計師。純藝術以及設計的訓練，教導我許多重要的事情，特別是關於如何成功創作出可供展覽和拍賣的藝術，包括色彩、結構和技術的使用。我學到如何在傳統的畫圖方式裡，經由模仿博物館裡的名作，或者模仿人類精緻骨架，達成創作純藝術的必須性技巧。透過正式藝術訓練，我學到畫圖、繪畫、雕塑和設計的學術，這些資訊幫助我做一個成功的視覺藝術

師和設計者。

　　使用藝術在治療、個人探索、自我理解和頓悟，使我的藝術創作轉到非常不同的方向。藝術治療讓我從內在世界去創作藝術，它倡導所有的藝術都是可被接受的，沒有如何畫圖或者繪畫的規則，也沒有正確或錯誤的藝術創作方法。成為一個有訓練的藝術家之後，當我第一次面臨藝術治療時的想法，我掙扎是否要放開既有的規則。當一個設計師，我學習到發展模式和圖像的成功方法，但通常是非常困難且具控制性的圖形。做為一個畫家，同樣也涉及色彩使用的特定訓練，以及在巨大畫布上創作抽象作品，那是在藝術世界裡的一個趨勢。將藝術創作當作是自我理解的方式或者個人成長的方式，對我來說是一個全新的經驗，強迫我去看待對藝術、藝術創作以及創造力的界定。

　　當藝術治療的想法吸引我時，一開始很難拋掉過去幾年在工作室裡藝術訓練所累積的經驗，雖然我非常感謝我的藝術訓練，我也非常興奮的找到其他藝術創作的目的和價值。焦點在於「發自內心而畫」的重要性，以及強調自我表現而非創造技巧上完美的產物，這對我的藝術和個人自我探索旅程，提供耳目一新且有意義的方向。

　　許多非藝術家發現，比起一些視覺藝術家，他們更容易去理解藝術治療。如果你沒有太多藝術創作的工作經驗，你可能有較少的刻板印象需要被克服。你或許還沒發展出會干擾藝術治療歷程的藝術家風格（例如我早期的焦點在於設計以及畫圖的技術性項目）。無論如何，你仍然具有關於藝術、藝術創作和創造力的獨特印象。我們都擁有關於藝術是什麼，和假設它看起來像什麼的見解。當我們被給予機會去創作藝術時，這些見解都會影響到我們的回應。

　　體驗本書的藝術活動，特別是如果你認為自己是一個非藝術家，那這會像是開啟一個新的語言。藝術表現是一個非語言的溝通形式，像任何一種語言一樣，它需要時間去學習如何透過它來溝通。依據你的藝術經驗，

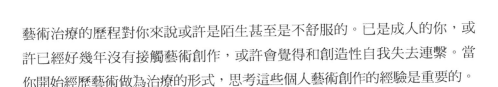
藝術治療的歷程對你來說或許是陌生甚至是不舒服的。已是成人的你，或許已經好幾年沒有接觸藝術創作，或許會覺得和創造性自我失去連繫。當你開始經歷藝術做為治療的形式，思考這些個人藝術創作的經驗是重要的。

❧ 個人藝術史 ❧

當成人來到我的工作室或者是工作坊，表明他們是非藝術家，一般所指的是他們從兒童時期開始就沒有再試過彩繪或繪畫，他們最後一次的體驗是在小學裡所上的美術課。在學齡前或是小學，藝術對於大部分的我們，是一個重要的溝通形式。或許你還記得，小時候上色、剪下和貼上色紙；期待每週的藝術課，或者是和每週固定來你們學校的美術老師工作。這時，孩子大約是十到十一歲，然而藝術通常被放在閱讀、寫作、算數或者其他活動之後。在青少年和青春期，彩繪、繪畫、想像和親手製作東西，變成和其他方式比起來較為不重要的溝通方式，且被不同的活動所取代。因此，我們大部分會失去接觸兒童時期曾經有過的自然活動。身為成人的你，或許會感受到無法創作藝術與畫圖，或者認為自己沒有任何的天分。

同樣地，在青少年前期，許多人因為受到藝術創作的打擊，而不再彩繪或繪畫，除非受到父母親的鼓勵，或是在中學或高中參與藝術課程。在這年紀的孩子，對於創作真實般的圖畫感到興趣，但是他們通常對創造猶如照片一樣真實的 3D 圖像不是很在行。這個挫折伴隨著先前所提到的其他影響，造成許多孩子放棄藝術，轉而喜歡其他的活動或其他表達自己的方式。人們持續在其他發展領域前進，例如語言，但不再持續發展藝術創作技巧。因此，許多近期沒有藝術創作經驗和圖畫的成人（包括你在這本書所讀到的），其創作作品看起來像十到十一歲兒童的圖畫。

許多個人的因素也許會阻礙一個人的藝術創作。你或許記得一件事或一個時間點，導致你決定自己不會是一個藝術家、沒有創作力，或者沒有

藝術家的天分。我從個案、同事及參與我訓練工作坊的學員那兒聽到無法計數的故事，回憶到他們決定自己沒有藝術家天分的精確時間。有時候人們記得某個特定人物取笑他們的藝術、誤會了他們嘗試要溝通的內容，或是在美術課給他們低分。

　　諮商師和心理學家參與我所帶領的藝術治療訓練工作坊時，當我告訴他們要開始創作一些藝術品，這些人通常開始覺得焦慮。這些人參加藝術治療，會像病人或個案一樣有類似恐懼的感受。他們想像如何開始，不知道他們是否真的可以從藝術創作方式裡獲益。一些人甚至是在開始之前先道歉，認為他們自己沒有技巧或天賦足以參加工作坊。這些反應通常來自於我們在童年時期或者青少年時期，被老師、家庭成員，或是其他權威人物對圖畫、繪畫，甚或是創作的物品的評判。畫冊、藝術課程和電視紀錄片對於偉大藝術家的報導，也都會影響我們認為藝術是一個非常需要天分或有特殊技巧的活動。

　　當人們聽到我是一個藝術治療師時，他們通常會自動連結到兒時藝術創作的記憶，那是造成他們成人後害怕藝術創作的創傷。大部分的人並不明白他們成人後看待藝術創作的方式，其實和他們的童年經驗有關。幸運的是，大部分的我們有一些正向的經驗，其中一些人記得有連連看、家政作品或是在學校裡得到 A 的藝術品。不幸的是，更容易記得負面的經驗。這些記憶當中有些或許會阻礙我們在成人時從事藝術創作，或其他創作的努力，害怕會失敗，或自己不是真的藝術家。

　　經過許多年和成人的工作，我通常聽到他們連結到無法畫圖，或感覺到透過藝術來表現自己不舒服經驗的痛苦記憶。他們也連結到畫圖過程的挫折（例如：「我無法讓它看起來像真的」，或者是「我在藝術上沒有天分」），就如同這個階段的孩子，訴說著完成圖畫真實性的挫折。有些人可能會記得童年時期所畫的圖被某個人所貶損，有可能來自於一個老師、家庭成員或者朋友缺乏思考的評論。Ewa 是我的朋友兼同事，擁有人類學

博士學位和兩個碩士。Ewa 告訴我她清楚記得在小學時，老師看著她所畫的馬，公開的說「這是一台很棒的縫紉機」。明顯的，老師的評論使她感到沮喪。這是她畫圖發展中一個非常敏感的時刻，Ewa 觀察到，她因此對於藝術不再覺得舒服。

　　Ewa 的故事提醒了我關於安東尼‧聖修伯里（Antoine de St. Exupéry）的故事——《小王子》（*The Little Prince*）。在第一章，作者說他曾經畫一條蛇如何吞下大象的圖畫。那讓他很沮喪，因為大人看見他的圖畫說那像一頂帽子。他嘗試展現那實際上是一條蛇裡面有一頭大象，他們持續對他的描述打折扣，誤會他圖畫的意義。他覺得失望，在那一次之後他再也不畫圖了。我想安東尼‧聖修伯里所描述的這個插曲是很普遍的，很不幸的也造成孩子和成人放下他們的鉛筆和畫筆，再也不畫圖、著色和創作了。

　　人們或許因為許多理由而停止透過藝術來表達自我，我通常和工作室或工作坊裡的人們，探索童年藝術創作的記憶。童年的一些記憶或許會喚起你所接收到有關於藝術的負向訊息，但你也有可能回憶到正向經驗。或許你記得支持的父母、祖父母或者是老師，鼓勵你創作特別的圖畫或者物件，讓你感到驕傲和滿意。

　　在開始本書中任何的體驗之前，記得早期負向的藝術創作經驗，會阻礙你充分享受當下的藝術創作。當人們第一次開始和我在藝術治療裡工作，我通常會請他們完成探索關於對藝術的個人信念和經驗的問卷。花一些時間來回答「個人藝術史」專欄中的問題，來澄清你對於藝術所擁有的獨特信念。

個人藝術史

- 藝術在你生活中是什麼？成長嗎？舉個例子，藝術是畫圖和上色、手工藝、博物館或者美術館的旅程、從親戚那兒學習手藝，或掛在客廳牆壁上的圖畫？寫下一些關於你所記得的內容的筆記。
- 你的家庭對於藝術是何種類型的信念？
- 當你年輕的時候，你有沒有喜歡的藝術、手工藝活動，例如上色、彩繪數字、刺繡、編製，或者建造東西？你記得些什麼？
- 當你還是小孩子的時候，曾經有過負向的藝術經驗嗎？例如你曾說過，你不是個藝術家、比你年長的手足是家裡的藝術家，或者是你的藝術表現不夠好嗎？

☙ 圖像覺察 ❧

　　確認你的圖像覺察（image awareness），猶如發現你對於藝術的信念及探索個人藝術史一樣的重要。圖像覺察是對於周遭環境圖像的覺察——在你的環境你選擇什麼樣的圖像，以及你如何回應它們。儘管藝術治療強調去表達出代表想像的內在世界和潛意識心靈的圖像，然而當中有許多是受到我們周遭圖像的影響。我們會被環境中特定的色彩、形狀、形式、模式和質感所吸引。或許是有意識的使用它們來裝飾我們的家，或所選的衣服穿著。同樣地，在家中或者是辦公室裡，保有對我們有意義的圖像或者物件——圖畫、影印、照片、卡片或物品，提醒我們去記得一個人、一個記憶、一個事件，或者只是很簡單的在我們看到它們時產生愉悅感受。

　　個人的藝術史和圖像覺察兩者皆反映在你目前的生活中，特別是在居

家環境裡。在嘗試本書活動前，花些時間思考一些你生活中重要的圖像。我通常會要求人們告訴我，對他們來說在家裡特別有意義的圖像有哪些。你會在辦公室或者家裡房間保有家人或者朋友的照片嗎？你會在牆壁上懸掛有特別圖像的圖片或者是日曆嗎？它們是大自然、動物的照片，或者你所喜愛的特定畫家的圖畫？你喜歡什麼樣的東西在你身邊？你喜歡在你的環境裡有怎樣的色彩和質感？

　　我們都會蒐集且放置一些對我們來說很重要、有意義，或具有個人價值的圖片在生活周遭。甚至在我們生活區域、工作場所和私人空間所選擇的色彩和形式，都在告訴我們所重視的是什麼。舉例來說，在我的辦公室裡，我收藏一個來自加州山上的手染羊毛的籃子；家人、朋友、貓和到中國的回憶照片；我先生在博物館所買的一幅巨大莫內圖片；一本喬琪亞·歐姬芙（Georgia O'keeffe）的圖畫冊；各種塑膠製的動物和恐龍擺在印表機上；一張我拍攝的大西洋岸大巨石的照片；馬格利特（Magritte）的藝術圖片；和我從奧勒岡海岸撿來的一小堆沙海膽。這些視覺圖像讓我覺得愉悅，幫助我回憶滿足和重要的片刻，這些也是激發藝術的一種來源。當我在寫作上遇到瓶頸，我通常會使用喬琪亞·歐姬芙的圖畫冊來幫助腦袋放鬆。透過陳列或重新布置（玩）印表機上的動物和恐龍，或者享受那些自然物件的質感，讓我可以有短暫片刻逃離我的工作。

　　從審視你的周遭環境開始。選擇家裡一個可保有個人圖像和物件的房間，花些時間寫下幾個關於每個圖像或物件的短語，試著標示出你為何喜歡每一樣東西。舉例來說，你喜歡的色彩、形狀或者是圖像，會讓你覺得快樂或平和，或者是提醒你特定事件。為了從這個體驗中有最大收穫，可以使用「圖像覺察」專欄裡的問題寫下你的答案。

圖像覺察

- 在家中或是工作場所選一個你花最多時間的地方。環顧空間四周的圖像（照片、日曆、藝術家版畫、自然或人工物件、卡片等等），然後列出吸引你目光的東西。去注意你在當中所看到任何的特定色彩、形式、質地或形狀，把它們列出來。

- 花些時間寫下關於每一個圖像或物件的短語。試著標示出你喜歡的每一個圖像和物件。例如，標示出你喜歡的顏色、形狀，或是讓你覺得快樂、平和，或提醒你特定經驗或事件的圖像。

- 在此時，有什麼樣的圖像或物件，並未在你的環境中看到，而你卻想要放在周遭的？有沒有你已經有了，但想要再更多一些的？

- 在你的環境中選擇一個圖像或是物件，花幾分鐘注視。閉上你的眼睛，想像如果你可以將它轉化成像圖畫或者雕塑的藝術品的話，這些圖像或物件會看起來像什麼。想像你有能力可以去改變它的顏色、大小、材料和材質。將那些圖像或者是物件看起來像什麼，加以標示或記錄下來。

☙ 發自內心而畫的準則 ☙

在你開始這本書的練習之前，讓我們回顧藝術治療一些重要的關鍵點。

不需要是個藝術家

不需要是個藝術家才能從藝術治療裡獲益。不用擔心技術性技巧；不管你畫得如何都不會有成績或者是評斷。這個時候你不需要「停在這規則

內」。

如果你認為現在開始創作太遲了，或者你不再有創造力了，想想 Elizabeth Layton 的作品，她在六十歲時才開始畫圖，之前並沒有任何訓練或經驗。Layton 的故事清楚的說明，開始學習如何透過藝術語言來表達自己，永遠不嫌慢。在自我理解、個人成長、健康和幸福感的藝術工作裡，不會有錯的處理方式，也沒有錯的藝術表現。Layton 發現，冒險使用藝術表達自己，嘗試盡力找出生活替代的行動，幫助她找到了遠離嚴重憂鬱症和深切失落感的方式。

身為一個藝術治療師和藝術家，我相信所有的人都有藝術創作的天賦。在藝術治療裡，人們的價值、尊嚴和自我導向受到尊重和支持。部分的支持和尊重來自於治療師和支持藝術治療的環境，其他部分來自於人們自己。若你能重視你自己的能力來創作圖像，並相信你是有創作力的，這將會是透過藝術來探索自己的重要開始。

相信直覺

有時候因為我們過去曾經被給予有關於藝術創作的負向訊息，使得我們要開始創作藝術是不容易的。期待你可以透過「個人藝術史」專欄裡的問卷來確認這些訊息。想要透過藝術自在地表達自我，你必須要先理解這些負向訊息來自於哪裡，以及它們如何使你侷限。

藝術創作是個直覺式的流程，並無依據邏輯或者理性思考，也沒有規則性。當你憑藉直覺時，你可以很容易感受到你能夠知道在所給予的環境中什麼是正確的。當參加任何一種創作活動時——包括藝術創作，你通常會憑直覺來決定色彩、線條、形狀和其他特質。

藝術創作涉及遊戲的意義。Jung 指出，在沒有遊戲的狀態下，無法產出創作作品。遊戲是兒童的自然活動，一般和愉悅、放鬆、自發性、高興、自由和重新出發的感受有關。美國心理分析和教育家 Erik Erikson，其有名

的人類發展理論，寫到「玩出來」（play it out）是童年期所給予最自然的自我療癒工具。

　　遊戲對於成人也是很重要的。這是一種行為，使我們在沒有自我評價或顧慮下，自在地去探索與表達；為了全然的喜悅去參與；並讓思考具創造性、彈性和創新。兒童常透過遊戲拓展知識，使用遊戲活動來探索自己是誰，了解其他人和他們的環境。因為這個原因，遊戲被稱為是兒童的工作，但這也是我們一生中持續學習和成長所需的一種事物。它強調歷程勝於結果和內在的滿足。透過和遊戲接觸的感覺，開啟我們的能力去適應、經歷、解決問題和改變。

　　能夠玩，表示能夠溝通、傳達意象、克服創作的阻礙，及體驗情緒的釋放。有一種遊戲的感覺，對於藝術創作是極度重要的，特別是在一個人為了治療的益處而使用藝術時。

　　藝術的部分轉化力量，允許我們在活動中失去自我，且表達出過去尚未理解的自己。相信我們在紙張上創作符號、在圖畫中創作形狀、為拼貼選擇紙張顏色的直覺，可幫助我們有新的頓悟。依直覺工作，純然為了創作的愉悅而創作藝術，靠我們自己的雙手創作東西，可以從中得到釋放與解脫。

重要的是歷程而非產物

　　你的立即性目標，並非是產出漂亮的圖畫或雕塑，而是表達你自己，享受創作的歷程，和看見產出些什麼。或許我已對藝術治療個案或者工作坊參與者說過數千次，「不要擔心你所創作的是不是藝術！」讓這些擔心離開你創作的本質，簡單的享受創作歷程。

　　藝術經驗或許具療效、快樂或是激勵性，但仍然會讓人疑惑所做出的圖畫或繪圖是否是好的。我們所有人都會在內在冒出許多聲音，為創作品做出評價。如果發現你會重複的問自己作品是否是好的或正確的，那你應

該花些時間想想你為何會聽到這些。寫下你內在的聲音，思考這些聲音從哪裡來（舉例來說：父母、夥伴、老師、老闆等等）。

　　身為一個藝術家，我相信這些批評是來自於品質。在我自己的藝術家工作裡，我知道有些作品是比其他作品好。有時候我發現我先生或是朋友喜歡我想要放棄的圖畫的其中之一。這或許在我的部分是我自己對於品質的主觀感受，而依據自尊、激勵和動機，你對你的圖像感受又如何？在藝術治療裡，圖像看起來像什麼不重要，重要的是從創作中獲得愉悅和滿足——這能力是以不同的方式提供給每個人的。

不要去分析你的創作

　　本書裡的許多藝術活動，會要求你是自發性的，將對於藝術和藝術創作的預設立場放到一邊，用真實的方式去表達自己。如同之前章節所描述的，用直覺和玩樂感來回應，才能對你有所幫助。藝術創作裡的專注是非常重要的。換言之，嘗試不要受到你所畫或者描繪的而困擾，允許它自然成型。《自由遊戲》（Free Play）的作者 Steve Nachmanovitch，稱之為消失，強調為了藝術的出現，我們通常需要消失，讓心靈和感受可以有片刻的安靜。將我們自己完全的放入活動中，可以幫助你停止去擔心所做的圖像看起來像什麼，而讓你享受創作它們的歷程。

　　當你完成你的圖像，你或許會想要嘗試去詮釋它。藝術治療歷程的一部分涉及在藝術表現中尋找個人意義。雖然藝術表現的內容是重要的，創作的行為也同等重要。在開始時，嘗試不要為了某種意義和結論而將藝術品進行心理分析，藝術創作的行為是正向且具轉化性的歷程。在為你的圖像尋找意義之前，先和歷程工作片刻。因為尋找意義需要花費時間，且需要客觀觀察者例如治療師的引導。

　　針對你的作品進行書寫，是在本書裡部分體驗活動的建議。經過一段時間之後，每個簡短的詞語將幫助你理解圖像對你的意義是什麼。當你回

顧圖像、寫作、模式、關連性，則會產生新的想法。圖像書寫同樣也提供了治療性目的，這部分將會在之後的章節裡，有更詳盡的描述。

擁有意圖

無論何種治療方法，治療歷程開始於個人的意圖。決定處理的問題是改變的第一步。一個人和治療師一起工作或許已經建立好治療目標。如果不是這樣，治療師會幫助他去發展出一個目標。

意圖是一個簡單的計畫或者目的。在藝術家 Pat Allen 的書《彩繪心靈：從內在影像創作中了解自己》（*Art Is a Way of Knowing*）寫到，意圖對你的工作是必須的，如同創作的時間和空間一般。Allen說一個人的意圖或者是目標，可以像鼓起勇氣來體驗媒材一樣簡單，或者是可以讓一個人對自己所遇到的問題有深入的理解。當 Allen 開始去創作藝術時，她嘗試儘可能去形成最清楚的意圖。

不管你是透過這本書的練習或是藉由治療師的幫助，想想你想要從藝術治療中得到些什麼。你的意圖可做為在畫圖或彩繪中探索新經驗的基礎，如同在生活中使用藝術媒材進行藝術創作來降低壓力，或是使你透過創作力產生幸福感受一樣。它可以增加你對於如何透過圖像來表達自我的理解，或者學習更多關於你的感受和生命經驗如何反映在藝術中。當你完成以下兩個章節的練習之後，你的意圖或許會改變。

✧ 使用這本書的其他建議 ✧

我試圖在這本書裡描述藝術治療和其如何運作。在經過數年教導學生和專業人士藝術治療的課程裡，我發現經過實際的體驗是最好的理解方式。在接下來幾個章節裡的藝術活動，將會幫助讀者去經歷感受，並呈現出一些想法。

　　雖然藝術治療可以紓解或放鬆，但要進行自我探索（self-exploration）的藝術創作有時是困難的。身為一個在自我探索、個人理解和療癒裡使用藝術的藝術治療師，我發現藝術創作的歷程並非總是可預期的。當我在工作室裡畫圖，通常充滿愉悅，但其他有許多時間，我對媒材、歷程和結果感到挫折。

　　如果你容易感受挫折、情感脆弱，覺得生活裡需要某些有益的心理支持時，你或許會想要和你的治療師使用這本書裡的活動。無論是在家裡做這些練習，或是在治療階段裡和特定的人一起工作，帶這本書到你的治療師那邊，討論你想達到些什麼。找個專業的人來幫助你，是稍後這本書裡將會討論到的主題。

　　我們透過藝術所創作的圖像，可以是有力量的，甚至是可移動的，我相信藝術創作不會傷害到人。我有兩件喜愛的 T 恤，是藝術家 Fred Babb 設計的，上面有兩句標語「藝術不能傷害你」以及「害怕沒有藝術」，強調藝術的友善力量。藝術表現在我們的內在和外在世界之間，藝術表現可充當緩衝劑，而圖像則通常會出現於我們使用文字傳達思想或者情緒之前。使用藝術表現的方法去得到有力的圖像，並將其顯現於外，比起在心理壓抑或者隱藏好多了。像 Elizabeth Layton 與其他人，就說明了將這些情緒放在心中是有害的，而藝術是個健康的方式，讓這些情緒得以找到出口。

　　藝術創作即便是完全靠自己，也有正向的影響。這個影響可以引發和你一起工作的專業人員，更進一步去探索藝術創作歷程和圖像的內容。藝術治療團體和治療工作室，可引發探索的深度，是從藝術創作中獲益的另外一條路。這些也會在稍後的章節以及本書最後的「資源檢索」裡提及。

❧ 藝術治療的一些限制 ❦

　　這本書裡的一些活動，並非取代治療師的工作，它會給你一些想法是

有關藝術如何幫助自我探索或者個人轉變。同樣的，雖然藝術治療是非常多向度的，但它如同所有的治療形式，在做改變時一樣是有限制的。

對於一些人來說，其他形式也許會更愉快，或是更容易出現創作，例如舞蹈、音樂，或者詩歌更能滿足他。通常我會要求人們去使用他們的藝術作品作為詩歌、故事或者是律動的靈感。表達性治療和創作性藝術治療（音樂、舞蹈、戲劇和寫作）不是本書的主題，但它們對於某些人來說，單獨使用這些藝術治療也許更有幫助。

你或許認為那非自然的藝術，可能是個缺點，但在大多數情況下，卻並非如此。事實上，許多人受過正式的藝術訓練，來到我的工作室或者工作坊裡，一開始都有自發性創作的困難。藝術家一般都會發展出工作風格與方式，在藝術治療裡，他們通常都被要求將那些放到一邊，認為藝術創作不需要漂亮或者具有審美觀。想想：如果你不是個藝術家，你將對你的藝術品看起來像什麼，不會有任何成見。

藝術治療不是仙丹妙藥。就像其他轉變的歷程，它需要時間、改變的意圖，以及主動參與性。藝術可以外化衝突、強烈的感受以及痛苦的經驗，但它不會自動的轉化它們。修正行為、情緒反應和生活環境，通常比改變圖畫和彩繪裡的圖像還要困難。

除了這些限制，藝術創作可以藉由自我探索和自我理解的催化，啟發生活中正向的轉化，它的力量奠基於創作歷程，這也是下個章節的主題。

創造力：
關於歷程的繪畫運用

參與藝術製作的創作歷程，具有療癒性以及令人愉快滿意的生活。

American Art Therapy Assoication, Mission Statement.

無論每個人的創造行為為何，都讓人從明顯不固定的生活中，
建構出結構化的形式。

Rollo May, *My Quest for Beauty*

　　創造力是一種讓個人成長、自我理解、改變以及復原的方法。像藝術這個字，創造力會令人想到長久以來的意義。當提到藝術時，雖然創造性思考並沒有受限於藝術作品，但許多人就是會想到創造力。透過前一章的問卷，或許可以確認你對於創造力的想法——特別是你是否相信自己有創造力，或你如何有創意地表達自己。我相信自己身為一個藝術治療師的角色，不只是去幫助人們使用藝術創作來自我探索和理解，同時也可以提升幸福感。

❧ 定義創造力 ❧

　　心理學家和學者對於要去定義創造力是什麼和誰有創造力是有困難的。他們通常對於創造力定義有不同意見，有些人認為這是在所有人身上都會呈現的特質，有些人則認為這是一種稀有的天賦。

　　關於創造力、是什麼激發出創造力，以及誰有創造力的想法，已經發展了一段時間。在二十世紀初期，Freud 相信創造力起源於矛盾，而創作歷程是對解決矛盾之需求的回應。他認為創意作品是白日夢和幻想的偽裝——將內在期待、挫折或不滿，轉化成藝術、詩歌或音樂。Freud 似乎對於創造力的動機有較多的關注，而較少關注創作歷程的本質。

　　另一方面，Jung 相信創作歷程發生在兩個模式裡——心理和幻覺。在心理模式裡，藝術、詩歌或音樂的內容，來自於人類意識層面，也就是我們在現實中所見的。幻覺式的創作模式和 Jung 的理論息息相關。他相信這種創造力模式來自於我們的深層，也就是 Jung 所稱的集體潛意識或原型所處的地方。Jung 相信創作品的偉大，來自於透過藝術形式例如畫圖、文學或者是音樂的原型回應。真實引人注目的創意作品超越生活經歷，通常具有普遍性的意義。在 Jung 的觀點裡，創造力似乎被視為那些天才所擁有的偉大禮物，而他們有幻覺模式的表現能力。依據這個定義，藝術家例如 Leonardo da Vinci、Michelangelo 和 Pablo Picasso 便擁有這些創意工作必備的才能，他們創造出超越生活的藝術，且從觀賞者那獲得普遍的回響。

　　從 Freud 和 Jung 時期開始，我們相信每個人都是可以有創造力的。或多或少的程度上，我們都共同分享此一特質。然而發展心理學家 Howard Gardner，將創造力區分為大 C 的創造力和小 c 的創造力。大 C 的創造力是負責完成例如社會進步、文明發展或藝術傑作的創作。但我們都很規律地使用創造性技巧去修正想法、解決問題，去創造美麗的事物或者是美學訴

求，以及讓每天生活都很特別。這就是小 c 的創造力，是指我們用來啟發生活和提供滿足感的個人創造力。日常生活的許多面向牽涉到這種創造力的一些形式：插花、擺設色彩繽紛的桌子、規劃菜園。我通常要求人們在生活中執行創作藝術的行動，幫助他們發現自己使用想像和創造力來改善周遭事物，並在環境中透過圖像的使用，來為自己和其他人創造歡愉感受。在這較廣泛的意義裡，我們都是有創造力的。

創造力通常被定義為具有為生命注入新鮮與獨特的能力；將初期沒有任何關聯的對立、印象、想法和概念予以結合；或產生新的想法。雖然這些定義解釋了創作歷程，但若你思考它的特質和特性，而不是包羅萬象的定義，將會更容易去理解其內涵。創造力被認為包含許多或下列所有的特性：自發性、娛樂性、想像、動機、獨創性、自我表現、有發明才能、擴散性思考和敏覺力。具創造力的人因為獨立、自發性、自我效能、情緒敏感度、獨斷的、自我接納的（特別是他們非理性的部分）、有策略的、大膽的以及冒險特質而聞名。

創造力是盡其所能、創造、打破界限和拒絕接受假設。在創作時，你可以開始理解到你思考的呈現方式或看世界的方式之限制，讓你放棄舊有的思考和觀點。創造力的意義猶如 Rollo May 所指出的，是需要很大的勇氣。在藝術創作或者是任何除了模仿之外的活動，創造新穎的和獨特的事物的勇氣，可以提供有意義且有價值的滿足感與個人參與感。

過去數十年以來，創造力被界定成人類的潛能—— 一種可以在我們身上發展的能力。在《成為一個人》（*On Becoming a Person*）書中，Carl Rogers 觀察到「創造行為的主要動機似乎與我們在心理治療中發現的基本治療力量屬於同一個傾向——人類實現自我、使潛能成形的傾向。」人類心理學家，例如Rogers，強調人類潛能中的創造力、遊戲和自發性的重要性。他們認為創作歷程是自我實現的能力的一部分。自我實現可使我們的生活更有意義、提升我們的能力、認識自己及充分發揮我們全部的潛能。

❧ 了解創作歷程 ❧

　　儘管在創造力或者是創作歷程有許多年的研究，但我們仍然無法明確地知道創意突破性結果如何。有許多關於創作歷程的理論，大多數包含了下列幾個步驟：

1. 準備階段（蒐集材料和想法）。
2. 孕育階段（在歷程裡能夠吸收）。
3. 啟發階段（體驗突破和達成）。
4. 確認階段（增加最後的接觸或產生改變）。

這些步驟一般用來描述在各種創作歷程中的努力，包含從簡單的問題解決到更高層次的活動，例如科學發現，或圖畫完成、音樂片段或詩歌。

　　因為與視覺藝術有關的創作歷程牽涉到與心靈和感官有關的實際操作經驗，它也被認為牽涉到其他獨特的向度。藝術治療師 Vija Lusebrink 觀察到，藝術創造力包括數個經驗——動覺／知覺（行動）〔kinesthetic/sensory（action）〕、感知／情感（形式）〔perceptual/affective（form）〕以及認知／象徵（意象）〔cognitive/symbolic（image）〕。

　　在動覺／知覺層次，以探索的方式，個體藉著移動、自發性活動以及觸覺、視覺和其他感受與媒材互動。在這個層次，被創作出來的真實細節不重要，重要的是身體感官透過藝術媒材的表現經驗。在感知／情感層次，個體將藝術媒材做為溝通想法和情緒的連結。在這個層次裡，個人可以透過藝術表現傳遞感受或者感覺。在認知／象徵層次，個人透過結構的、細節的和修正的形式和圖像來傳遞個人意義。換言之，藝術創作者使用媒材去創造個人象徵符號，來傳達感受、想法和事件。

　　依據 Lusebrink，第四個層次——創造層次，是整合所有其他藝術形式

的層次，並非所有個體都能達到這個層次，但創造的形式都會在其他三個層次裡遇到。舉例來說，個體可透過使用色彩和線條畫圖來表現情緒（感知／情感），或透過簡單地在紙上移動鉛筆（動覺／知覺），或透過發展圖像來將想法或概念象徵化（認知／象徵）。當所有這些層次都匯集到彩繪、繪圖或雕塑裡，作品會變成真正的創意、獨特，且也會令觀看者回味無窮。

　　大多數重要的個人差異，存在於個體如何經歷藝術的創作歷程，這些差異對於藝術治療來說是重要的。個人創作力大部分奠基於你對活動投入的興趣程度，以及活動對你和個人動機的意義。當嘗試本書的活動時，你將會找到一些更具有激勵以及令人滿足的部分，而且或許會因為使用特定的媒介而感到更舒服自在。發掘你個人對媒材和活動的偏好，最終將幫助你找到和培育創造潛能，且可豐富你的創造力。

藝術治療和創作歷程

　　本章一開始陳述了藝術治療的準則：「參與藝術製作的創作歷程，具有療癒性及生活啟發性。」事實上這想法對藝術治療而言是不可或缺的，且不令人意外，因為在創作歷程和治療歷程中，有許多相似性。創造力和藝術治療兩者都和問題解決有關──為舊有的存在、思考、感受和互動找到新的解決方法。創作歷程像治療歷程，同樣也提供機會用新的想法和存在方式去探索和經歷。兩種歷程都是修正、部分更改、即興創作和轉化的行動。在治療中，這些對於創造新的理解、頓悟和覺察都是必需的歷程──引導個體本身、個體感覺和生活產生改變。在藝術治療中，兩者皆和自我會心有關，而這個會心是透過藝術媒材和藝術創作的經驗而來。

　　藝術治療師和同事 Lori Vance，使用混合的媒材特質放入其創作作品中。她重新安排和改變拼貼元素，使用繪圖、繪畫和其他物件來做結合。

一張不完整的花照片轉化成一顆心；電腦條碼、郵票或者是羽毛變成創造構圖的一部分（圖 4.1、圖 4.2 和圖 4.3）。

　　Lori 在藝術作品中如何使用媒材去挑戰極限，顯示出藝術創作歷程提供獨特的機會來取得熟悉或平凡的東西，使用圖像的新工作方式來探索，吸引個人娛樂感受，且在歷程中與自己相遇。Lori 將她從自身的藝術創造力中所學到的，帶入她藝術治療師的工作中，幫助青少年和成人探索自己、透過新行為去冒險，以及透過視覺藝術和創造性律動去看見自己。在我的想法裡，她結合了創作歷程去改變一個人，並在其他部分鼓勵個人的轉化。

　　在藝術治療中，你會被要求使用創造力去創作原始和具想像力的藝術工作，而不是要求你遵循一連串的指令（例如複製圖像或學習如何嫻熟技術）的一種模仿經驗。成功地模仿一個工藝作品，或者是複製圖畫或雕塑，或許會提供給你滿足感，但不會讓你在創作歷程中發現或發展個人和美學

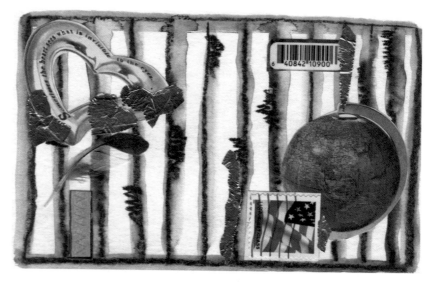

圖 4.1　「疼痛的參與」（*Attending to the Pain*），Lori Vance 創作的混合媒材拼貼（Reprinted with permission of the artist）

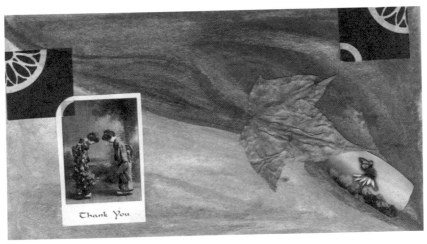

圖 4.2 「尊嚴」（*Reverence*），Lori Vance 創作的混合媒材拼貼（Reprinted with permission of the artist）

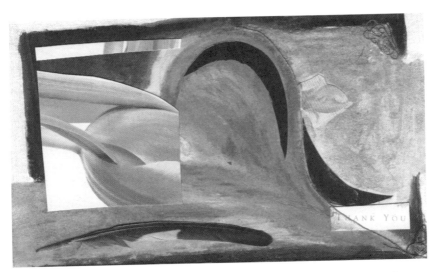

圖 4.3 「倒地鈴」（*Heartseed*），Lori Vance 創作的混合媒材拼貼（Reprinted with permission of the artist）

的圖像。和你個人的圖像製作歷程一起工作，以及在沒有評價下，冒險去做自我表達，可將你和創造潛能做連結。

最後，藝術治療歷程牽涉探索、修正和創作圖像，從自己的想像中開始工作，且往往進入到未知境界。這有時也會使人膽怯，特別是在你正要開始的時候。創作源頭的初啟階段，沒有任何模式可以依循，也沒有例子可以模仿或重新產出。創造力明顯和冒險、打破界限、超越極限以及創意想法有關，如果你對於規則和得到正確答案才有安全感，這樣的經驗將可能在開始時覺得挫折、否定甚或是覺得憤怒。雖然它並非全然是個簡單的經驗，但藝術治療是值得追求的，因為它可以是個人改變、成長和統整的開始，也可以產生頓悟、自我覺察和轉化——這些是大部分治療與療癒形式的共同目標。

Lori Vance 的工作同樣也解釋了真實的創造力具有娛樂性、自發性以及想像力，它讓你沒有拘束地在做事情的歷程中去設立自己的規則，通常都會打破過去所設立的假設。她的混合媒材的作品成為創作歷程的關鍵特質，這與差異性思考的情緒健康有強烈連結。差異性思考是超越感知界線的一種移動性體驗，去組合和統整彼此不相關的元素，並確認或替換過去所接受的思考、想法和期待。將你自己投入在藝術治療的創作歷程中，在其最簡單的意義裡，親身的經驗可鼓勵你為了提升和孕育你的情緒健康，做出不同的思考和嘗試新的期待以及思考方式。

在你的藝術創作中增進創造力

在你開始嘗試本書稍後所描述的藝術治療活動前，去探索你個人對創造力的定義是有幫助的。當你回答「創造力問卷」的問題時，想想什麼樣的環境能幫助你覺得有創造性、什麼會使你在創造性活動中分散注意力，以及特別是如果有某件事情被你所拖延，你想創造些什麼。

創造力問卷

1. 你如何定義創造力？
2. 你認為自己是個有創造力的人嗎？如果你是，什麼樣的特質讓你有創造力？如果你不是，為什麼不是？你認為在你的生活中誰是有創造力的？什麼特質讓這個人有創造力？
3. 你可以回想一個例子，是你覺得自己特別有創造力的嗎？描述這個例子。
4. 你的創造力是有週期循環的嗎？有沒有什麼特定時間是你比別人更有創造力的？
5. 有沒有什麼事情特別可以激發你的創造力？在你特別高興的時候，你是否更有創造力，或是有無其他情緒激發你的創造力？你覺得獨自還是在團體中工作讓你覺得更有創造力？
6. 當你沒有創造力時，你覺得如何？
7. 有沒有任何創造力活動，是你想要去追求但被耽擱了？那是什麼？是什麼阻礙你去做這件事情？有沒有任何創作作品你已經開始但從未完成？

對於所有的創造力定義，有許多僅僅提到關於如何增進創造力的理論。創造力不是可以被教導的，但有許多條件可以支持創造力。下面是一些較為普遍的條件。

「隨興」的態度

創造力處於沒有評價、成見和偏見的狀態裡。要能有創意地表達自己，

你必須覺得可以自在地去嘗試新經驗、打破規則和假定的想法，並運用創意自由地玩樂。你可以撕裂紙張、破壞或重新安排圖像，以及使用素材來創造屬於自己和媒材工作的獨特形式。還有你不需要依循任何你曾經被教導或模仿他人畫圖或彩繪的規則。

　　人本心理學家 Carl Rogers 觀察到創造力和經驗的開放度有緊密關聯。要有創造力，我們必須將過去先入為主的概念放到一旁，接納新資訊和狀態。換言之，忍受模稜兩可和矛盾之資訊的能力，對於創作歷程是個關鍵。

不會害怕或是在乎他人的想法

　　如第 3 章所說，純粹相信歷程和跟著直覺走，這是非常重要的。創造力存在於我們對於所知覺到什麼對自身是好的內在感受中，而不是仰賴他人的讚美或者評價。可以問問自己這些問題：這個歷程是否滿足我？我的圖像表達了我的感受和思考嗎？當你不關注他人怎麼想，而只為你自己創造時，這些問題才是真正重要的問題。你會發現透過創造力問卷的問題，是時候讓這些負向信念隨風去。

放棄自我批評

　　為了感受能自在地去體驗和探索，你必須放棄內在的聲音，例如「小心」、「不要浪費顏料」，或「你應該去做其他的事情」（例如：去洗衣店、分類好在桌上的報告，或者是更換車中的汽油）。在藝術創作中，一個重要的禮物是允許你自己毋須擔心媒材的使用方式，以及在歷程中花費的時間，讓自己自由地去探索和經歷這一切。

　　除此之外，在自我探索和自我表現時使用創意資源，不用擔心創作的東西是否「有用」，你的目的只是簡單地創作和享受創作。

接納沒有對或錯的答案

　　這需要將有關對或錯的規則放置一旁，並尊重個人所覺察的錯誤，因為在這些之外通常會出現新的頓悟。在圖畫中創作的意外線條，或撒在紙上的顏料，可以導致新的發現以及非預期的結果。

發展意圖和熱情

　　透過藝術創作發展創造力，是需要承諾的。有句話說「創造力 5%是靈感，95%來自努力」，這是真的。具有對事情的意圖與熱忱，並不會阻絕通往創作歷程的道路。你要有投入在歷程裡的意願、和歷程共存，以及相信它將會展現它該有的面貌。

✑ 放鬆和創造力 ✑

　　創造力來自於許多內在資源，且受到許多我們環境因素的鼓勵。表面上，我們或許需要藝術製作、媒材、安全感以及接納氛圍的環境，本質上，創造力來自於興奮、高興和激勵，而在其他時候，則來自於我們更平和、更深層的內在。孤獨、靜止和作白日夢都是鼓勵創造的存在狀態。這些時間全部是我們處於意識放鬆的狀態、創造力可以自然流動的時間，以及心靈最能接納圖像的時刻。

　　Shaun McNiff 在他的書《相信歷程》（*Trust the Process*）中，觀察到藝術家為了產生新的發現，可以從工作中抽離及放鬆自己。他們和具有強力且巧妙的鼓勵性的創作歷程一起工作，也對他們掌控範圍外所形成的樣貌給予尊重。他們樂意放棄、放鬆以及相信某件事情會出現。

　　如我稍早所提，在藝術治療歷程裡，「隨他去」通常是必要的，許多人也發現，這對於他們開始創作藝術之前達到完全放鬆是有幫助的。這是

個人偏好的事，但對於開始本書的活動，並不必要。然而放鬆可以幫助你更加專注，並釋放你有的一些緊張、假設或者是偏見。我通常使用一個簡短的放鬆活動來開始工作階段。許多人發現為了在日常生活事件和個人創造力時間之間建立一個轉化，在藝術創作前放鬆是有所助益的。

在紓壓和放鬆活動裡，通常會使用下列活動。或許要將它錄音下來，讓你可以聽，而非是去記得它。在開始之前，坐在舒服的椅子上，雙腳不要交錯。如果你坐在桌子前，或許需要將你的手臂放鬆地放在桌上，或讓它垂降到你的膝蓋上。

1. 閉上眼睛並專注於呼吸，慢慢地吸和吐三次。
2. 持續慢慢地吸和吐以及放鬆臉部的肌肉，特別是下巴附近。輕輕打開嘴巴，使緊張可以從臉上流走。
3. 放鬆頭部和頸部的肌肉，讓你的頭輕輕地向前移動。
4. 放鬆肩膀的肌肉，從那裡開始，讓放鬆往下移動到手臂和手的肌肉。持續感受緊繃從你的背部滑走，經過胸部、胃以及到你脊椎底部。
5. 讓放鬆的感覺遍布你的大腿、膝蓋以及小腿，降至你的腳踝和腳，直到腳趾。
6. 從你的頭頂開始到最下方。休息片刻之後，現在檢視你的身體每個部位還有哪些沒有完全放鬆。如果你覺得有任何身體部位沒有完全放鬆，深呼吸並將氣息送到那個區域，想像溫暖和放鬆到達那裡。當你吐氣時，想像緊張隨著呼吸離開你的身體。

我發現放鬆的變化，是去想像吸入彩色的薄霧和光亮。你可以選擇任何感覺舒服或者放鬆的顏色。這顏色也可以成為你完成這活動之後的藝術靈感。

放鬆活動的替代方案，也可以是簡單地放一些沉穩的音樂。音樂的類型又是一種個人偏好。通常可利用古典樂、器樂演奏曲或者打擊樂，你會

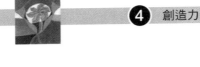

發現這些曲子可令人冷靜下來。你或許會想要連同下個章節自發性想像的活動，一起來嘗試放鬆活動。

順應心流

　　當你完全忘我，全神貫注在活動領域裡時，創作歷程可以是一個特別豐富的經驗。Mihaly Csikszentmihalyi 描述這個經驗如同心流──感受到正向能量、專注、可以完全進入此時此刻的一種專心獨特狀態。在運動中，這通常意指達到超越生理和心靈狀態極限的某個層次。在你覺察和行動合而為一時，往往會忘記你手邊的任務或事情。

　　行為與腦科學專家 Daniel Goleman 觀察到，心流是情緒智力最好的狀態。情緒智力包括個人感受的自我覺察、自我動機和對他人情緒經驗的同理。Goleman 相信情緒智力對於創造力是必要的，它是一種能力，讓人處於心流時具有創造力。在心流狀態，因為專注、冷靜和自我滿足，讓人們更有創造力，像冥想的經驗裡，腦波實際上是處於活躍放鬆的狀態，來催化靈感和自信。當你處於心流的狀態來彩繪、繪畫或構圖時，你可能會覺得自己就像是創作品的一部分。

　　或許你已經在生命中感受過心流，下列建議可以幫助你在透過藝術創作時，去體驗心流，以提升創作潛能。

- **挑戰自我**。心流狀態發生在一個你盡力但又不會困難到讓你覺得挫折或厭煩的活動中。換言之，選擇一個稍微高於能力程度的活動。
- **維持專注**。停留在此時此刻，不要去評價你的表現如何或是你創作了些什麼。如第 3 章所討論，無論你正在塑造些什麼，允許自己消失，因為焦慮會阻礙心流，所以嘗試像前一節的放鬆活動，或播放巴洛克風格音樂當背景──每分鐘六十到七十拍的節奏，自然引發出放鬆的警覺狀態。

- **給自己時間**。創造力的重要因素是時間。如果你必須在行程裡進行創意表達的工作，試著給自己足夠的時間，讓自己毋需從深層專注經驗中被抽離。讓自己重複停留在想要做的事情當中，從心流經驗中獲得更多被壓抑的創造力。

- **允許自己著迷**。一旦你透過創造力活動發現心流，無論何時你都可回到那兒。經歷越多這種極樂狀態，將會越想要回到這樣的狀態，越常回到這樣的狀態，將越容易「伴隨著心流」，在創作歷程裡找到更深層的滿足。

在繼續前進之前，非常重要的是要知道創造力並不是情緒困境、個人矛盾、家庭問題或缺乏生活滿意度的萬靈丹。然而，創造力對於人格擁有強力的影響，其提供試驗、探索和發現、超越限制、找到內在資源、理解改變和成長潛能的機會。藝術創作歷程可以產生自尊感和自我認同，增加對自我的敏感度和理解，以及提升整體的生活品質。

5 建立：
環境與媒材的運用

> 處理媒材本質上的美麗和其無窮盡的可靠性，
> 可以讓我們專注於深層的治療歷程。
>
> Joan M. Erikson, *Wisdom and the Senses: The Way of Creativity*

　　藝術治療不只涉及學習去相信創作歷程，並要能夠發自內心而畫，也需要知道如何去創造合適的環境，以及理解藝術媒材如何促進更廣泛的表現。當你和治療師一起工作，他們通常都會提供環境和媒材。許多治療師鼓勵人們使用簡單的媒材，激發自發性的表現。這是強調使用媒材去快速創造出圖像，做為開啟個人和治療師間語言的交換。

　　在我身為藝術治療師的工作裡，我對於幫助人們學習和更多的媒材一起工作非常感興趣。我相信認識藝術媒材可以幫助人們發展視覺語言，加深他們藝術治療的經驗。我通常會要求人們在家裡不斷地創作藝術，且認為告訴人們如何選擇藝術媒材，和他們在家裡如何建立一個工作空間，這是重要的。我喜歡介紹更多複雜的媒材給人們，特別是如果他們要在簡單素描或者繪畫行為之外加以拓展的話。如果你嘗試本書所描述的藝術治療活動，很重要的是，你需要知道更多與媒材有關的事以及如何創造一個可使用的藝術創作空間。

⤳ 創造空間 ⤳

　　藝術治療中，環境對於創造的啟發是重要的部分。當和治療師一起工作，你或許會發現因為治療師的關係，而置身在辦公室或工作室裡。一些治療師的辦公室有桌子或畫架，可以從事藝術創作或表達性工作，而其他人只有類似於像藝術家一樣的工作室。在醫院或診所裡工作的藝術治療師可能會有精心設計的藝術室，在那裡，他們和個人或團體工作。如果他們和身心障礙者工作，這些人被疾病受限於床上或病房裡，為了藝術活動，藝術治療師可能要改造空間。

　　能夠有個可以使人完全投入在創造力活動的房間是非常好的，但這通常不太可能。然而，可以將最小的和最簡單的空間，轉換成藝術區域。當我和收容所的兒童工作時，通常利用餐桌（有時是乒乓球桌），或電視間的一個角落當作藝術創作的區域。醫院或者療養院裡的人，通常在他們床邊或托盤桌上工作。即使像這些受限的小環境，還是有可能創造一個適合藝術創作的區間。

　　本書的大部分活動，並不需要一個大空間，且有些是可攜帶的（例如視覺日誌）。然而，在家裡有個空間可以讓你放置媒材、舒適地工作以及放置進行中的藝術，仍是很重要的。自己工作時，需要花心思想想哪裡可以創作藝術，如何適應環境和生活。如果你會在家裡使用本書的藝術體驗來工作，你將需要確定一個空間是你可以用來創作藝術的。接下來的幾個因素對於一個藝術創作空間的選擇與建立，是很重要的考量。

環境

　　若你才剛開始，擁有一個特定房間可以進行藝術創作，那是最理想的，但並非總是必要的。你家裡可能有個可以工作的空間——可能是房間的一

角、地下室或多功能房間，或許可重新整理一些家具，或是設置摺疊屏風以隔出一個空間。

如果你可以將你的媒材放在一個空間，而這個空間可被規劃成用來放置尚未乾的圖畫和未完成的美術拼貼，那是最理想的。如果在家裡無法擁有這樣的空間，那麼，把所有的媒材放在一個地方，以便隨時使用是重要的。擁有一個令人放鬆、且可以弄得一團亂的地方也是重要的。試試看去選擇一個地方，可以放置進行中的工作，以免每次都要中斷或者放棄你的工作。

表面

你或許會覺得在地板上工作是舒服的，但大多數人需要一張桌子來工作。如果不能有張桌子，或許要找尋一個畫板，或者是一片平滑的夾板，可以平衡的放在膝上，或是放在其他的表面上。一些人使用餐桌從事藝術創作，但要確定桌面上沒有塞滿烤麵包機、調味料和其他會讓人分散注意力或吸引注意力的東西。在盡可能的狀況下，選擇一個適合藝術創作的桌面開始工作。

另一個選擇是畫架。有一種簡單、便宜的桌上型畫架，可以支撐板子，讓你在直立的表面上工作。有些人偏好在牆壁上工作，在牆壁上釘上或黏上紙張。在我自己的工作室裡，我有一個老舊的、平滑表面的門，可以倚靠在牆壁上，當不使用時則滑入家具後面。如果有一個你喜歡工作的牆面，或許可以試試看在牆壁上新增隔間用的板子，你可以把它漆成白的（或配合你的牆壁漆成有色彩的），然後將紙張或其他媒材釘在上面。這種類型的工作區域，也可以做為一個空間來懸掛完成或者在進行中的作品。

如果你擔心作品表面受到磨損，你可以使用磅數重的紙張或厚紙板，來做為保護。

保存

當你在非單一工作目的的區域裡（例如廚房餐桌或起居室一角），有個保存容器來裝用品是有助益的。硬紙板箱或錫鐵糖果罐，可以裝素描或繪畫用具。簡單的塑膠箱對於紙張、素描簿和大型物品，也很好用。

如果你想在外出時進行藝術工作，用分隔的籃子裝素描簿和畫圖材料、剪刀、膠水和其他一些簡單用品，是有幫助的。雖然我擁有可以畫圖和創作的工作室空間，我也有一個可以攜帶到其他房間或空間，用來裝紙張、畫圖工具以及其他用品的野餐籃子。你的藝術籃子可以跟著你到公園、等候室、車子或其他人的家裡。

光線

自然光線是最好的，但並非總是可以擁有。簡單的桌燈是另一個好選擇；它們可以調整到多個方向、便宜，而且可以在大部分百貨公司買到。許多桌燈以旋轉的方式附在桌子上。避免使用日光燈，那會讓你的眼睛不舒服。

展覽

擁有一個空間可用來懸掛作品，且讓你可看見，是重要的，那可以是像牆壁或公佈欄一樣簡單的地方。前面提到的隔間用的板子對於展示也是不錯的。看見圖像，可以激發和引導你去思考新的想法和方向。

安全感

在你所選擇用來創作藝術的空間裡，擁有信任和安全感受也是重要的。這或許是意指一個可提供隱私性、且讓你的作品遠離被破壞的安全空間。

在與受虐和受到家庭暴力之兒童的工作裡，我嘗試創造一個可無條件

接納藝術表現的氛圍。如果要讓這些受到創傷的孩子自由地去創立，必須不具有評斷性的立場。

　　具有創傷和失落、情緒障礙或家庭問題的成人來到藝術治療裡，我同樣也處理他們的信任和安全的感受。像你在本書所讀到很多的東西一樣，他們初期或許會對藝術創作產生質疑或者是焦慮、害怕失敗或丟臉，甚或就是不知道從哪開始。身為一個藝術治療師，我嘗試傳達之前所提到的想法：他們不需要是受過訓練的藝術家，歷程才是重要的，他們應該相信自己的直覺和工作的方式；他們不需要擔心他們創造了些什麼。

　　如果你靠自己嘗試本書裡的活動，你必然無法從能夠提供情緒反映和支持的人的引導中獲益。因此思考如何建造一個空間是可以讓你覺得安全且又可以引導你的創作歷程，這部分是重要的。對一些人來說，在藝術創作時，隱私性是重要的；對其他人來說，尊重他們的藝術表現、媒材和工作是必需的。

個人偏好

　　依據你的喜好，窗戶、新鮮空氣或美麗的物件，例如圖畫或是陳設品，或許對於激發你的創造力是必要的。有時候音樂幫助人培養情緒，或者有助於放鬆與聚焦於正在做的事情。音樂的形式又牽涉到個人的偏好。許多人享受和古典樂、器樂演奏曲一起工作，或許要體驗過不同形式的音樂，才能看出能夠激發你的創造力的是哪種音樂。

時間

　　確認在後續的時間裡，仍可繼續使用工作場所，不會被中斷。也許需要自我承諾，並允許自己擁有足夠的時間去創作藝術；這是第 3 和第 4 章提到的因素，即是擁有個人意圖的一部分。你必須要有意願撥出足夠且不被打斷的一段時間，讓自己可以沉浸在創作歷程裡以完成作品。

蒐集藝術媒材和用品的一般建議

　　如果你看的是專業的藝術治療師，通常都會提供藝術媒材，且你的治療師或許會展現給你看他們是如何工作的。我相信人們必須對於這些媒材感到熟悉之後，才能夠獲得藝術治療的最佳體驗。認識媒材，有助於理解不同媒材可以做些什麼，並透過藝術探索提供基礎。

　　如果你之前沒有使用過藝術媒材，你或許會驚訝於每種媒材有屬於自己的「特性」。鉛筆、粉筆、蠟筆和麥克筆都可以用來畫圖，但每一種筆都有不同的特性。紙張從非常平滑、具滲透性，到粗糙表面，具有多種不同的特質，藝術治療師有時候會依據特定藝術媒材的特質，為他們的病人設計藝術創作活動。舉例來說，有些媒材比較具流動性（例如：水彩、廣告顏料或壓克力顏料，或粉蠟筆），這些媒材比較容易操作，但也比較難控制，因為它們像水一般流動（例如：顏料）或呈粉狀（例如：粉蠟筆）。相較之下，一些工具被認為是比較有阻抗性的（例如：鉛筆、麥克筆和剪紙拼貼），這些媒材能夠表現更精準或更細節的東西，也比較容易控制。

　　在和情緒障礙或是有經驗創傷的兒童的工作中，我通常會考慮媒材如何影響他們，例如：和非常情緒化或過動的孩子工作，我會引導他們接近較少流動性以及更多控制性的素材，例如拼貼或者使用簽字筆畫圖。在選擇較具阻抗性的素材時，我嘗試提供更多有架構的體驗，降低他們的焦慮或能量狀態，以達到較沉穩的情形。在其他場合裡，或許會引導他們使用較為流動性的媒材，例如顏料或者軟黏土。舉例來說，我和許多曾經受到虐待或者被忽略、創傷的兒童工作，他們失去玩樂的能力，對於表現自我感到害怕或拘束。在這樣的情況下，我會選擇給他們一些媒材，例如：顏料，讓他們可以放鬆、玩樂，或更自由地表達自己。這裡有兩個相當簡單的例子，描述藝術治療師如何考慮媒材。當你為了本書特定的活動使用一

些媒材時，請注意到它們確實對於藝術創作有多種非常重要的特質，且對你的藝術創作有所影響。

思考藝術媒材在連續系統（continuum）上的特質，也是有幫助的。藝術治療師 Helen Landgarten 發展出媒材的分類方式，從較具有控制性的到最少控制的。例如，鉛筆和彩色筆位在最具控制性連續系統上的一端，因為它們較具阻抗性，你可以控制細節和精確性。濕的媒材如濕黏土以及水彩，這些工具比較不容易相容和控制——這些是在連續系統的另一端。

透過本書的活動，你開始和藝術媒材工作，你可能會發現你特別偏好某個媒材。你可能喜歡流動的顏料甚於具阻抗性特質的彩色鉛筆，或者喜歡有觸感的拼貼或者是黏土。尺寸也是一個因素。有些時候，你可能喜歡和大張白紙工作，其他時候也可以只跟兩吋正方形大小的紙張工作。經過一段時間之後，你可能發現自己對於工具的偏好有所改變，或是新媒材讓你覺得更有創造力以及個人滿足感。關於哪種媒材最好使用，沒有對或錯的答案。只有維持和它們一起工作的經驗，你才會發現對你來說什麼是有用的。

除此之外，藝術媒材價格範圍很廣，因此你第一次到藝術用品店時，或許會有一點點抗拒。花些時間，停下來去接觸和感受媒材，當你覺得困惑時，就問問題。如果你對於進入藝術用品店有些害怕，仍有些是較少威脅，且通常比較便宜的其他選擇。許多折扣百貨公司，會有一個小的藝術媒材和手工藝用品區，提供素描簿、畫圖材料和顏料。而辦公室用品量販店也或許會有一些價錢合理的媒材。至於其他的選擇是藝術用品的目錄（本書末尾的資源檢索中列出許多郵購公司，提供本書需要完成之活動的媒材）。

你也可以蒐集或回收免費媒材。開始儲存彩色雜誌、目錄、卡片和其他一般被丟棄的紙張。你可以儲存購物袋、箱子、蓋子和罐子，這些東西用在拼貼箱很有幫助（在本章稍後有討論），或者是對藝術媒材和靈感的

來源也都是有幫助的。

❧ 檢查特定類型的圖畫表面和媒材 ❧

在你開始本書的活動之前，彙整你將會用到的媒材。接下來的段落會陳列出基本媒材和列舉其特質。我通常給進入藝術治療的人一份相似的清單，幫助他們熟悉藝術用品以便於在家使用，也可當作是到美術用品店時的資源清單。

說到圖畫表面（drawing surface），我是指任何你可以在其上畫圖的。紙張（在下一小節討論）是最熟悉的圖畫表面，但也有其他的表面。你真的可以畫在任何東西上或使用任何東西畫，因為畫圖不侷限於鉛筆或是紙張。你可能還記得小時候，用樹枝在沙地或泥地上畫圖，或是看著天空，用手指追隨著雲朵。雖然你沒有使用鉛筆和紙，這些仍是創作線條、圖案、形狀、設計的繪圖經驗。

紙張

有一些可以用來畫圖或者彩繪的好品質紙張是重要的。你可以買最經濟的紙張，也就是白報紙。白報紙是輕量紙，非常便宜，有各種大小樣式，有一本的，也有一捲的。它具有平滑跟粗糙的質感，且一般使用在鉛筆畫或碳筆畫的素描本上。它無法使用尖銳的鉛筆，因為有可能會劃破紙張，也不能使用顏料，因為水分容易擴散掉。然而，隨手有本 14 × 17 吋的畫本，在鉛筆、蠟筆、麥克筆和粉彩筆的體驗上是好的。

買本 80 磅白色紙張可多功能畫圖或拼貼的素描本或圖畫本。它們通常有各式尺寸以及不同的組裝形式。一開始的時候，你或許會偏好線圈素描本，因為比較平坦且容易使用，也可以要求當地的影印店，製作一些非常經濟的 8.5 × 11 吋紙張的線圈素描本。本書的畫圖活動和一些拼貼活動，

使用標準影印紙也是可以的，但它不適合用來畫圖或者是使用其他媒材。

藝 術 日 誌

除了素描本和畫圖本，多樣化的藝術日誌——裡面使用白色圖畫紙的裝幀精美的書——也可以在各種店鋪和藝術用品店裡找到。藝術日誌有許多不同尺寸，從最小可以放在口袋裡的，到非常大要放在手提包裡的都有。手邊有幾種不同的尺寸是好的；就像紙張，你可能會因為尺寸不同而特別喜歡其中一種。

多數日誌本和素描本都是長方形的，但有些是正方形；你或許會想要購買後者來做書中的一些練習，特別是在第 6 章裡描述到的曼陀羅圖畫日誌，你也可以拿些喜歡的紙張（白色或有顏色的），把它裁切成各種你喜歡的大小，或者在影印店裡裝訂。

防 水 紙 和 牛 皮 紙

防水紙是白色的，通常有多種寬度的捲筒狀，從 24 到 54 吋不等，你可以在附近的辦公室用品店或美術社買到，只要一點點錢。你可以將之用在個人的作品，不過在團體藝術治療中通常是使用大張的形式。

牛皮紙（kraft paper）和防水紙很相似，但它通常較堅固耐用，且有各種顏色。或許可以在拼貼工作裡，嘗試一些棕色大張牛皮紙，或是可以在比素描紙大的紙張上工作。

其 他 圖 畫 表 面

當我是藝術學校裡窮困的藝術家時，無法總是買得起最好的圖畫紙，所以被迫去找各種媒材，例如不是標準的圖畫本或紙張來畫圖。雜貨店的紙袋是我從朋友那裡或是垃圾桶中，最喜歡找來當做畫圖的媒材之一；我特別喜歡皺皺的、有磨損的紙袋。現在我負擔得起大部分形式的紙張，但

我總是喜歡在舊紙袋上、名片背面、便利貼、馬尼拉紙文件夾或舊信封內部畫圖。尺寸和質感都是很重要的特質，有時候我喜歡使用原子筆，在正方形的小筆記本上畫圖，有些時候則是被雜貨店的大型棕色紙袋表面吸引。所有這些都可用來創造作品；用一個大型文件夾或手提箱來存放這些以後可以用來畫圖的紙張、袋子、文件夾和卡片。

油蠟筆

油蠟筆（例如：Cray-Pas）是柔軟的、有油脂的圖畫筆，有多種顏色，是可用在工作上之非常簡單的媒材。你可以在美術社買到一系列便宜的油蠟筆，大型百貨公司也會有。它們對於使用在你想要混色的圖畫裡，多數是好使用的。

粉蠟筆

粉蠟筆是棒狀的以及粉粉的，像黑板粉筆一樣，和油蠟筆很相似，可以將它們混色，創造出柔和的邊緣和線條。因為有粉末，會有一點點髒亂，所以小心使用在你不需要擔心彩色粉末會掉落在家具上的地方。在完成圖畫之後，應該使用固定劑避免沾染污漬；可以使用髮型固定劑或藝術家用的噴灑固定劑，後者非常毒，只能在戶外或是在一個通風的空間裡使用。

粉蠟筆通常是成套的。12色或24色在開始使用時是不錯的搭配組合。

藝術家畫筆

手邊應該要有兩枝好的藝術家畫筆，隨時可以素描或者創作圖畫，這部分很重要。本書裡的活動會使用一般用的二號鉛筆，但我通常鼓勵人們從美術社買兩枝鉛筆。在那兒你可以買到從硬到軟不同程度的鉛筆。例如一號比較硬，使用在較淺的線條，六號比較軟可以製作深色線條，二號、四號和六號鉛筆是好的選擇，如果你喜歡創作非常深色的線條，也可以買

黑檀木鉛筆。除此之外，一定要挑選幾個好用的橡皮擦（不要依賴你黃色鉛筆底端的橡皮擦）。

麥克筆

麥克筆隨手可得，也很容易使用，唯一的缺點是持久性，亦即你所畫的無法被擦掉。好的一方面是，它們的鮮豔色系範圍很廣，使用時具有激發性和樂趣。

麥克筆有細和粗的筆尖，如果你想要使用麥克筆畫圖，確定這兩種形式都要有。細的筆尖有利於畫出細節，而粗的筆尖對於畫大面積的色彩比較有幫助。你會找到盒裝或者個別販賣兩種形式。買麥克筆時，至少應該買色譜（紅、橙、黃、綠、藍和紫）上的每一種顏色，加上黑色跟棕色。麥克筆因為品質的關係，在價錢上有很大差異。比較便宜的，其色彩較有限、乾得比較快、筆尖容易散開或斷掉。好的折衷方式是去買一些較便宜的來使用，少部分用較貴但是是你喜歡的顏色做為補充。

顏料

本書建議使用的所有顏料都是水性的。換言之，可以使用水和中性肥皂（例如洗碗精）來洗乾淨手和畫圖工具。你開始使用顏料和建立畫圖的空間時，水性顏料較容易使用，而油性顏料需要額外的顏料稀釋劑和清潔用品。水性顏料不會像油性顏料一樣發出惡臭，重要的是如果你對於化學味道過敏的話，通風將會是個問題。

在百貨公司或美術社都很容易找到用軟管或盤裝的水彩顏料（watecoolor paints）。你可能對於兒童在學校使用的八色水彩組較熟悉。一組簡單的盤裝水彩，可以畫滿多的，特別是如果使用水彩紙和一枝好的畫筆。軟管的彩色是一組的，在一些店裡，你可以只單買一條，色彩很廣泛，而水彩適用於自發性的圖像，因為它們較不容易控制，且容易被水混色。

　　廣告顏料（tempera paints）有各種顏色，液體狀且使用簡單。你可以在大型百貨公司買到一組小罐裝的，而在學校用品社買到較大罐裝的。或許你還記得在小時候使用的粉狀廣告顏料，買粉狀廣告顏料是便宜的選擇，但你在用水混合時，會有很多的粉末出現，因此買罐裝的廣告顏料，可以讓你避免吸入粉末或者在混色時出現混亂。

　　壓克力顏料（acrylic paints）是最快乾的，一般是不透明的，非常容易使用。它們分為軟管裝或罐裝，大部分是無毒的，不過若有懷疑時，可以在標籤上做些確認，這是很重要的。它們都被發展成作為油畫顏料的替代選擇，因為油畫顏料需要較長的時間乾、有臭味，那會成為小空間裡的問題。你可以在美術社的初學者顏料組裡，找到標準色彩選擇的壓克力顏料組，它們能夠互相混色以創造出額外的色彩。

　　所有顏料都需要畫筆，如果可以的話，買品質較佳的畫筆，因為它們可以使用一段較長時間，你會覺得使用起來比較盡興。比較便宜的鬃毛或毛髮做的畫筆，會覺得使用不順，或黏在圖畫上，那會是個挫折的經驗。可試著買一、兩枝好用的水彩筆，以及壓克力顏料或廣告顏料用的平頭和圓頭畫筆。同樣地，買幾枝泡棉刷，它們非常耐用，有不同大小尺寸，可以用在壓克力和廣告顏料上，在你想要覆蓋較大區域的圖畫時使用泡棉刷比較方便，且比較容易清理。這些東西可以在百貨公司或五金行買到。

石膏

　　石膏是一種白色乳狀的繪畫材料，可使用在油畫用的基礎表面上。本書裡的體驗活動建議可使用石膏於所要求的彩繪活動中，在手邊最好擁有至少一夸脫的石膏。你可以在各種媒材上使用石膏，創造一個畫圖的表面，包括硬紙板、木頭、金屬製品或者塑膠類。舉例來說，石膏對於在塑膠盒上畫圖是有幫助的，薄薄一層的石膏可以作為畫圖或拼貼的表面。

　　可以容易地使用石膏和硬紙板製作一個簡單又便宜的畫圖表面。保留

一些瓦楞厚紙箱，將它們切成平坦的區塊，然後使用石膏覆蓋表面。我同樣也將石膏使用在輕量厚紙板上和便宜水彩紙上（見下一小節），以取代較貴的油畫布。如果你同時做好幾個，在你準備好要畫圖時，將會有各種大小的表面可以運用。

水彩紙

雖然本書裡的活動不需要水彩紙，但你或許想要嘗試用來畫圖。一般素描紙可以當成水彩紙使用，但它對畫圖來說通常太薄，無法使用畫筆和水彩。

水彩紙比一般紙稍厚，具有可輕易吸收顏料的吸水特質。有許多種不同的水彩紙，依表面不同而有所差異：冷壓縮（輕質感）、熱壓縮（平滑）以及粗糙的（重質感）。水彩紙一般都是十張或五十張一組，在完成圖畫之後會撕掉一張，你也可以買單張水彩紙。

或許你想要嘗試便宜的水彩組，或者買許多張學生用水彩紙。如先前所提的，可以在學生用的水彩紙上塗上石膏，然後使用壓克力或廣告顏料。

拼貼

拼貼是指在平坦表面例如厚紙、厚紙板或木頭上黏貼紙張、隨手拾來的材料或其他媒材。一般用在拼貼上的媒材，包括報紙、雜誌圖片、衛生紙、布料和線，或是一些很好找的媒材，例如草、樹皮、貝殼、細木枝和其他自然物件。

在藝術治療裡，拼貼是一個普遍的模式，因為它可以吸引一些害怕畫圖或繪畫的人。做一個簡單的紙張拼貼，所需要的是各種不同材質的紙張和一張堅固的表面以進行黏貼。紙也是最簡單可用來工作的媒材之一，只需要最簡單的工具和用品——一把剪刀、白膠或膠水，以及各種紙張和隨手拾來的材料。使用在拼貼上的，可以是切割或是撕裂的紙張，包含各種

可以黏附在表面的東西。

　　使用小的厚紙板包裝箱蒐集雜誌、目錄、廣告信函、郵票、雜貨店包裝紙、小塊壁紙以及其他印刷媒材。你可以增加其他物件，例如線、紗和碎布。我也會蒐集一些隨手拾來的物件，如樹皮、樹葉、嫩枝、乾燥花、石頭和貝殼。或許你也會想要在箱子裡增加這些東西（詳見「基本藝術用品」），例如在美術社裡看到有趣的包裝紙，或者摺紙用的紙張以及彩色紙或錫箔紙。有顏色的衛生紙在工作時會非常有趣，因為它是半透明的，把它疊放上去時，底色會透出來，產生不一樣的效果。

基本藝術用品

　　能在手邊擁有本章所描述的藝術創作媒材，對於本書描述的活動是很有幫助的。然而，如果想要蒐集基本用品清單，書中活動所需的媒材如下所示：

- **白色圖畫紙**——素描本或單張紙（18 × 24 吋是不錯的尺寸，因為可以切割成更小的尺寸）。
- **鉛筆和橡皮擦**。
- **麥克筆**——細的和粗的筆尖，至少要有基本色：紅、橙、黃、綠、藍、紫、棕和黑色。
- **油蠟筆**——一盒至少有 12 色（24 色更好）。
- **粉蠟筆**——一盒至少有 12 色（24 色更好）。
- **剪刀**。
- **白膠或膠水**。
- **一卷護條**。

- 一箱分類的拼貼媒材——雜誌、圖片、彩色紙、小塊布料、線、紗、隨手拾來的材料、小的發光裝飾品、圓形金屬片和串珠。
- 水彩——一盒 12 色軟管裝或一組簡單的盤裝水彩。
- 廣告顏料或壓克力顏料——基本色：紅、橙、黃、綠、藍、紫、棕、黑和白色。
- 水彩紙——素描本或單張紙（18 × 24 吋是不錯的尺寸，因為可以切割成更小的尺寸）。
- 調色盤（可以在上面調色用）——鬆餅罐、鋁盤、乳瑪琳蓋子或是塑膠盤。
- 大桶子或罐子（裝水用）。
- 畫筆——綜合：1 吋平頭、0.5 吋平頭、1 吋圓頭；水彩：七號或八號圓頭畫筆。
- 自動硬化的黏土——各種顏色。
- 素描冊（視覺日誌用）——9 × 12 吋紙張。
- 筆記本（記下對圖像的回應）。

再利用的媒材

　　你可以免費取得各種媒材，如果你看看每天被丟到垃圾筒的東西，很快會發現許多可以被納入藝術作品裡的媒材，購物袋、廣告信函、口香糖包裝紙、錫箔紙、包裝紙、茶包封套、線和目錄，這些在藝術創作裡可以重複使用，且很有用。看看一些容器、塑膠製品、桶子蓋，和其他通常被丟掉的東西；放一些到箱子裡，隨手保留，作為未來使用和激發靈感用。

黏土

　　黏土具有延展性且可以讓你探索質感和三度空間。陶土是一種藝術家用來製作陶器物件和雕塑的黏土，基本上是由土和水所製成，在許多美術社都有賣且很便宜。墨西哥黏土類似於陶土，但不像陶土，它本身會自動硬化，不需要窯燒。有綜合性品牌的自動硬化黏土——例如：Model Magic——那非常容易使用，也可以使用壓克力顏料上色。橡皮泥（plasticine）和大家熟悉的培樂多（Play-Doh）是另外兩種黏土，顏色非常廣泛。橡皮泥會變硬，但不會完全乾，所以日後可以重新使用，並使用在其他的作品上。

❧ 體驗媒材 ❧

　　我通常會要求不常使用藝術媒材的人，去體驗畫圖工具、顏料和拼貼媒材。這提供他們一個想法是有關於對不同媒材的感受和反應，以及初始他們比較偏好的媒材是哪些。學習關於不同媒材可以做些什麼，還有它們感受起來如何，可以幫助人們增加視覺語言，這樣會更容易去發展圖像。

　　身為藝術治療師，我也對於觀察人們如何透過不同媒材去表達自我感到興趣。觀察一個人如何使用媒材，給了我一些想法，是有關於個人偏好或傾向，在和某些媒材工作時會顯得更有創意。舉例來說，一些人在使用顏料時更有表現感，有些人則是受到拼貼的激發與刺激。然而偏好和表現會隨著時間有所改變，一個重要的起始點，是在於知道哪些媒材能夠引起個人共鳴，且讓你覺得舒服。接下來的幾個體驗活動，可以幫助你找出更多有關於媒材可以做些什麼。

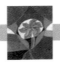
體驗一：和圖畫媒材工作

媒材：十張 9 × 12 吋的白色圖畫紙以及圖畫媒材（鉛筆、麥克筆、油蠟筆以及粉蠟筆）。

你將會自發性地工作，所以允許自己在體驗這個練習時，不要去檢查或評判你做的任何事情。

1. 準備好這個活動所需的所有媒材，並放在你面前。

2. 以你覺得舒服的方式盡速工作，使用數種不同類型的鉛筆在一張紙上畫出線條（直線、波浪、曲線等等）。嘗試改變筆觸壓力，使用鉛筆在線條間的區域畫上陰影。不要擔心你畫的看起來像什麼，你如果無法創作任何線條就塗鴉。當你的紙充滿線條時，移動到下一張紙張，至少有一張是充滿線條和陰影。至少做兩張鉛筆畫的體驗。

3. 使用麥克筆，重複這個活動（圖 5.1）。看看使用麥克筆可以創作出多少不同種類的線條和形狀，多粗或多細的麥克筆都可以這樣做。在另一張紙上，只用你最喜歡的顏色重複這個活動。

4. 使用油蠟筆重複這個活動，和你整組全部的顏色工作，體驗最喜歡和最不喜歡的顏色。嘗試用衛生紙在紙上混合兩種或者更多顏色，讓邊緣或線條較為柔和。嘗試在一張紙上創造出格子狀，並快速地在每個格子裡填滿不同的形狀、線條和圖像（圖 5.2）。

5. 使用粉蠟筆，再次重複這個活動。至少做兩張蠟筆畫的體驗。嘗試使用筆尖和筆的側邊創作許多不同線條。使用鉛筆描繪時，嘗試在頁面區塊裡使用顏色畫上陰影。你可以在同一張紙上，試驗混合兩種或更多顏色，如同油蠟筆的體驗一樣。

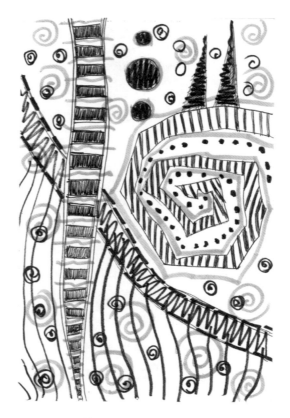

圖 5.1　使用圖畫媒材體驗線條與形狀

　　你在做這個活動時或許想要放些音樂，讓音樂引領你使用媒材在紙張上移動。富有節奏能量或打擊震動的器樂演奏曲，也是不錯的選擇。

　　想想你在第三步驟和第四步驟的色彩選擇，列出你喜歡某些顏色而不是其他顏色的理由。注視這些創造出來的線條和形狀，注意你喜歡和不喜歡哪一個。不管它們看起來有多麼原始，都保存這些圖畫。你或許在以後會參考到它們，並和未來的作品做比較，或者使用部分區塊作為拼貼或其他作品用。

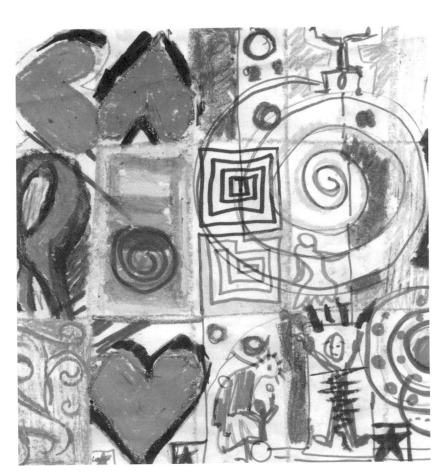

圖 5.2　填滿不同形狀和線條的格子

體驗二：和形狀玩遊戲

媒材：軟鉛筆、彩色筆和數張白色圖畫紙。

1. 在你覺得舒服的狀態下儘速工作，使用軟鉛筆或彩色筆在紙張上做
   出三個或更多個形狀：方形、圓形、橢圓形、長方形和三角形。自

發性地去創作，如果它讓你感覺不錯，當你繪製和重疊形狀時，試著將紙張翻轉。

2. 使用鉛筆在線條之間的區域畫陰影。再一次提醒你，不要擔心你畫的像什麼——只要塗鴉，看看它出現些什麼。

3. 在新的紙張上嘗試第二次經驗，使用鉛筆創造出至少三個重疊形狀的圖畫。注視這些圖畫，轉動它們，並從各種角度來看，看你是否可以在圖畫裡找到新的形狀。使用鉛筆在形狀的周圍畫出陰影或著色，並在圖畫裡增加線條或其他形狀（圖 5.3）。

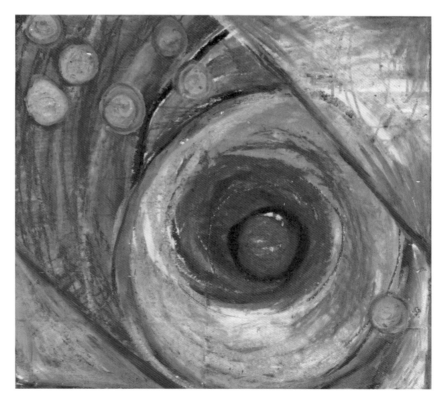

圖 5.3　從三個重疊的形狀創造的圖畫

你也可以在這個活動裡嘗試使用其他圖畫媒材，例如油蠟筆和粉蠟筆。你花越多時間體驗這個活動，就越能和這些媒材以及你創作自發性圖像的能力（第六章提及的主題）自在相處。發展以及探索個人的視覺語彙，是藝術體驗作為自我探索和滿足上的治療核心。

體驗三：和顏料玩遊戲

媒材：水彩、廣告顏料或壓克力顏料、畫筆、三張水彩紙以及石膏（選擇性使用）。

體驗圖畫媒材時，你將會自發性地工作，請和自己達成協議，不要檢查或評判你在活動中做的任何一件事。如果你使用廣告顏料和壓克力顏料，或許要準備有一層石膏在上面的水彩紙，這大概需要一小時才能乾，所以要在事前先完成。你可以使用廣告顏料或壓克力顏料在厚重的厚紙板上彩繪，使用或不使用石膏皆可。

1. 擺好媒材（顏料和畫筆）、大罐的水，以及清理畫筆用的紙巾。
2. 如果使用軟管裝的水彩或壓克力顏料，放些許顏料在塑膠或鋁製盤子上。舊的泡沫塑料蛋盒對於壓克力顏料是一個很好的調色盤。在每個區隔空間裡，每種顏色放一點點。
3. 在三張紙或彩繪表面上體驗顏料。嘗試下列任何一種或全部：使用大畫筆在紙張上刷上一層水，然後嘗試在濕的表面上色（這稱為水洗）；使用每一枝畫筆，看看你能創造出什麼樣的線條，將畫筆轉到兩側邊，利用側邊去製造粗細線條；嘗試使用綜合的畫筆刷上顏料，在沒有任何水的表面上「乾刷」線條和形狀；嘗試在調色盤上和紙張或彩繪表面上混合顏色；嘗試使用面紙或壓皺的紙張在濕顏料上打印，或者使用棉花棒或紙張，用濕顏料製造出符號（圖5.4）。

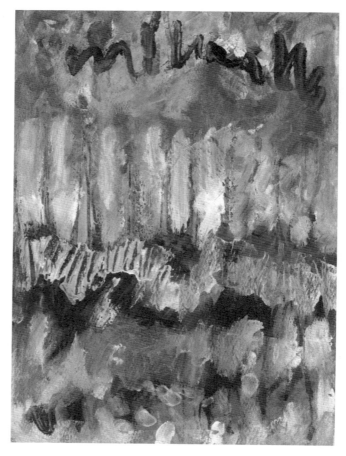

圖 5.4　和顏料玩遊戲

　　不要害怕在你的圖畫製造一些混亂——嘗試像四歲兒童一樣彩繪，猶如第一次創造線條和色彩一般。

　　完成三張彩繪體驗之後，看看它們，簡略記下一些對於這些顏色、線條和形狀的回應。注意自己如何去感受關於乾刷與濕畫彩繪，以及你喜歡如何使用媒材，例如面紙、皺紋紙或者是棉花棒，在顏料中製造符號。保

留這些經驗，日後你會想要和其他圖畫作比較、使用它們去嘗試其他技巧，或使用它們來創造拼貼或其他材料。

體驗四：拼貼體驗

媒材：雜誌、大張白色厚紙（9 × 12 吋或更大）、剪刀和口紅膠。

快速地花一點點時間瀏覽雜誌。剪下或撕下吸引你的圖片或文字。和前面的活動一樣，對於你選了什麼，或你會如何使用他們不要想太多。

1. 擺好媒材、攤開所有圖像和文字，讓你可看見它們。
2. 挑出吸引目光的圖片和文字。決定你要裁切或撕下的。
3. 在白紙上安排圖像和文字。一旦有喜歡的擺設，將它們貼在紙張上（圖 5.5）。

完成拼貼後，將它釘在公佈欄或牆壁上，寫下對於這個活動的一些回應，想想你如何使用這個圖像，它們彼此之間是否有某些相關？如果在拼貼裡使用文字，你會如何使用它們？把拼貼放到一旁，在幾天之後重新檢視，看看對於所選取的圖像是否有新的感受？或許再經過一段時間之後，會找到選取的圖像和文字所產生的新意義。

體驗五：黏土的經驗

媒材：陶土、橡皮泥或者培樂多，以及舊的擀麵棍、鉛筆、器皿、天然物件以及蠟紙。

1. 擺好黏土和媒材。
2. 嘗試用擀麵棍滾壓兩張蠟紙中的黏土。使用梳子、鉛筆、器皿和其他物件去作出形狀或者修飾黏土的線條、形狀和樣式。
3. 在玩樂狀態中使用黏土。嘗試不同的方式，例如壓、推、打平或在

對成品沒有任何先入為主的想法下去打造形狀。自發性地使用黏土，
讓你自己在沒有規則或者主觀下去探索。

4. 因為黏土是觸覺媒材，它可以引發感官——視覺、觸覺、聽覺和嗅
覺。嘗試使用黏土去增加放鬆感，藉由手上握有一把橡皮泥或陶土，
閉上眼睛讓身體的壓力如第 4 章所描述的悄悄流走。一旦開始覺察
到呼吸，隨著呼吸的節奏將手指壓進黏土，讓呼吸引導手指在黏土
裡移動大約十至十五分鐘。

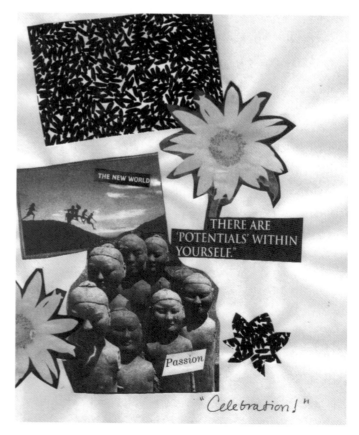

圖 5.5　自由形式的拼貼例子

❧ 保留藝術治療的作品集 ❧

　　經過一段時間再去回顧一個人的作品，是藝術治療歷程的一部分。當人們個別和我一起工作時，我建議他們保留作品，或者是留下來給我，我幫他們保存。這讓我們可以在未來日子裡看見所有的作品，回顧圖像和內容，去看看產生了什麼改變。許多藝術治療師會週期性地回顧人們的藝術表現，或在治療結束時，使用一次的治療時間回顧過去幾次所做的作品。

　　回顧作品幫助人們開始珍視他們所創作的圖像。藝術治療師就像所有助人專業者，尊重他們的病人，但也同樣尊重個案所創作的圖像。這個透過藝術對人們創造能力和自我探索的尊重，是藝術治療裡很必要的部分。鼓勵人們將他們的作品保存在好的狀態和安全的空間裡，傳遞出圖像和創造能力是有價值的。

　　如果你嘗試本書的活動，將你全部的作品和正進行的創作保存在一個空間（例如藝術檔案夾或文件夾）是很重要的。檔案夾有很多種尺寸，建議買一個至少 24 × 32 吋的，來存放較大的素描、繪畫或其他平面作品。你或許要買兩個，一個是小的一個是大的，來存放不同尺寸的平面作品，這可以在美術社或透過美術用品目錄買到，且價格合理。有塑膠提把的簡單棕色文件夾，是一個開始的好地方。

　　如果價錢是一個考量，可以使用寬的護條將兩張從大紙箱上剪下的瓦愣厚紙板合在一起，製作成一個簡單的文件夾。冷藏箱或裝東西的大箱子，對於保存作品也是不錯，這很容易在商店裡取得，你也可以從美術社買兩張稱為墊板或博物館紙板的厚紙板來使用。

⊱ 視覺日誌 ⊰

　　在後續幾章裡，我將會談到保存特定主題、方向或媒材的各種視覺日誌。這些是你一般用來畫圖、彩繪或創造拼貼的簡單素描本或專家日誌。我常會要求參與藝術治療的人們保留視覺日誌，通常是介於這次和下次治療的回家作業。保有視覺日誌的歷程幫助你和圖像創作、保有想法的流動性以及發展視覺語言維持接觸。以這個方法，視覺日誌被當成是一種過渡對象——可以幫助你看見治療歷程和成長的成就。

　　日誌的想法通常意味著日記，或其他可讓一個人使用文字表達自己的地方。你或許熟悉一個年輕猶太女孩 Anne Frank 所寫的《年輕女孩日記》（*The Diary of a Young Girl*），內容是關於她在第二次世界大戰裡的躲藏生活。其他作家，例如 Anaïs Nin 和 May Sarton，也用類似的方式寫下她們的生活。

　　日誌的保存對心理的益處是被認同的，並被使用在表現情緒或者復原的治療裡。它幫助許多人度過困難的情緒時光、嚴重疾病和創傷失落，同樣也是自我表現及探索個人和世界的關係的創造歷程。日誌是值得信賴的知己，幫助我們發現以及傳達出生活中的重要事物。藝術治療師 Lucia Capacchione 提倡使用為了健康和幸福感受的創造性日誌，稱它們為「發現自己的藝術」。

　　要開始保有視覺日誌，先選擇適合你所使用的工具的素描紙。可以使用一本全功能的 11 × 14 吋大小有線圈的素描本。有一些較貴的包裝過的素描本和專家日誌，對於使用鉛筆、油蠟筆和水彩筆的作品是好的。你同樣也可以帶著散裝的紙到當地影印店，把它們切割成你想要的不同尺寸並把它們環裝起來，如果你喜歡在不同尺寸和形式的紙張上工作，做成活頁的視覺日誌或許會比較好。你可以保有你個人的作品在文件或作品集裡。

務必要將它們編號以及寫上日期，這樣你才知道自己創作的順序。

　　除了在你的日誌裡畫圖和創造意象，我個人覺得寫下對創造圖像的回應是很重要的。第 10 章會描述藝術治療師所採取和人們藝術表現一起工作的方式。然而，在初期保有視覺日誌，簡單地給圖像一個標題，寫下數個詞語與句子，這是非常有幫助的（圖 5.6）。

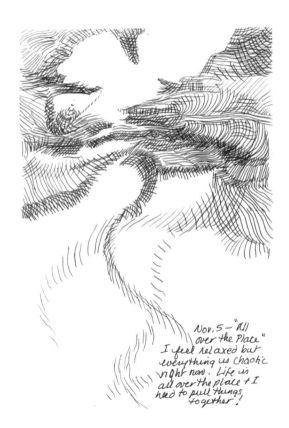

Nov.5 – "All over the Place" I feel relaxed but everything is chaotic right now. Life is all over the place & I need to pull things together!

圖 5.6　視覺日誌的例子

101

　　長期保有視覺日誌，如同寫作的日記，需要有所承諾。我鼓勵參與藝術治療的人，如果可能的話，嘗試每天製作一個圖像，或在兩次會談間至少有幾次的創作。在後續的章節裡，有描述如何創造各種視覺日誌的想法。視覺日誌最好的開始方式，就是自發性的圖像製作，這將會是下章的主題。

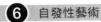

自發性藝術：
畫出想像

在藝術治療裡，有兩種藝術創作的取向：一種是引導式的（directive），是指任務內容有特定的主題或者說明；另一種是非引導式的，是指沒有特定主題事件或者去做這個工作的特定方法。舉例來說，如果我跟你說「畫一幅你的家」，這是引導式取向，因為你被要求創作一個特定的意象。然而，如果我跟你說「畫任何你想要畫的圖畫」，這是非引導式的要求。此種工作方式有時候被稱為自發性藝術、自由藝術，或者自由藝術表現，指的就是沒有給予特定的引導或主題。自發性藝術意指畫圖、繪畫或者其他藝術形式，是一個人在沒有任何先入為主的想法下所創作出來的東西。我在第一章裡描述的人——Carla，就是在一個非引導式的方式下工作。在心裡沒有任何特定主題的情況之下，她簡單素描和彩繪所感受到的，很自在的憑直覺使用藝術來表達自己，且從記憶、感受和兒時經驗去創作出圖像。

非引導式和引導式取向都是有價值的，兩者都被使用在藝術治療中不同的地方。藝術治療師通常會依據他們所接觸的特定個體和治療目的，以及視個體的需求、興趣或偏好，來選擇給予他們所適合的非引導或引導式的藝術任務。在大多數的情形裡，藝術治療師提供簡單的媒材，幫助人們以素描、繪畫、拼貼或雕塑的樣貌傳達自發性的藝術。當個體自發性的畫出、描繪出或者以任何藝術形式表達出圖像，治療師會使用方法或技巧來協助個體創造自發性的表現。在稍後的章節裡會呈現這些方法和技巧。

　　藝術治療受到自發性藝術的影響甚鉅。回想到第二章裡所提及的Hans Prinzhorn蒐集繪圖和彩繪，這些都是精神病患者自發性創作的藝術表現。藝術治療課程尚未存在之前，這些患者通常需要找垃圾堆裡的紙張來表現自己，他們創作藝術的動力為普遍性的創作需求，提出了有力的證明，也為藝術治療的出現鋪路。如先前所提，藝術治療領域通常也受到早期精神醫學，特別是精神分析思考的影響，其中一個在精神分析裡最普遍使用的技術就是自由聯想，或者是說出腦海裡出現的任何東西，這對於自發性表現是必要的。Freud是發展這個技巧的人，他利用自由聯想來增加對於夢境的理解，特別是和病人生活有關的夢。Jung也發展相似的技術來和病人及他的想像工作，稱為積極想像，Jung的理論是觀察自發性出現在腦海中的想像流。如同自由聯想和積極想像的影響，自發性藝術創作成為藝術治療的基礎，因為它鼓勵不受約束的象徵性溝通和美學的展現。

　　不管是透過藝術創作想像或者是夢境，現在對於人類大腦如何創造出圖像都有比較清楚的理解。神經科學的領域說明了大腦許多部分是活躍的，舉例來說，在油畫上自發性的移動畫筆，就是和大腦中運動技巧區域有顯著相關。創作一個關於記憶或者是一個事件的圖畫，需要用到大腦許多部分的資訊，包括分析和序列運作、邏輯，甚至是抽象概念。近來我們對於心理分析理論、積極想像和自發性藝術的理解，將無庸置疑的納入更多有關於大腦、藝術製作和圖像形式的學習。

✥ 塗鴉如同自發性想像 ✥

　　體驗過從潛意識創作藝術的許多方法的視覺藝術家，發展了許多塗鴉技巧，幫助人們創作自發性的想像。例如被稱為心靈自動理論中的這些技巧，像自動素描和心靈自動化，被用來幫助藝術家展現潛意識心靈。這些方法包括從潛意識創造出想像並在無限制的方法下，用繪畫或其他媒材表

現出來。

Margaret Naumburg 是第一個使用藝術治療這個詞語的人,以和病人進行自發性藝術表現的工作聞名。Naumburg 相信自發性藝術表現是一種立即和不被約束的方式,將潛意識衝突於視覺形式中釋放。這些圖像在治療師的幫助下,會成為一種自我了解的媒介,尤其是使用自由聯想來探索它們時。Naumburg 同樣也觀察到透過這種表現形式,許多人發現即使他們不認為自己是藝術家,他們也擁有未開發的創造天賦,以及可產出具有原創性的和鮮明的藝術圖像。

Naumburg 在自發性工作上偏好粉蠟筆和酪蛋白(廣告顏料),因為覺得它們是容易使用的。她也同樣教導人們亂畫的技巧,這是一個需要用到大張紙張以及蠟筆或水彩的創作歷程。病人會先受到引導放鬆身體,使其儘可能完全投入自由的創作中。然後他們會被鼓勵以無意識的彩繪方式,用蠟筆或顏料不離開紙張的方式去創作連續的、流動的線條。完成亂畫之後,會被要求去觀看線條模式,以嘗試辨認一個設計、形狀或物件、人物、動物或景象。圖畫可以轉成不同的方向,再加以發展、裝飾或者修改成圖像。

Naumburg 非常清楚使用這個技巧而產生的想像,並不一定會被使用在診斷裡,因為那只是在治療中從潛意識釋放想像和鼓勵自由聯想的方法。然而,一些藝術治療師和心理學家早已研究精神疾患或者情緒疾患在塗鴉中會表現出來的特質,因此藝術治療師會將塗鴉納入診斷。

Florence Cane 是藝術教育家,也是 Naumburg 的姊姊,同樣也使用自發性圖像——特別是塗鴉技巧,當作一個鼓勵兒童創造力的方式,相信情緒是自發性圖像和創造力重要的來源。Cane 設計的方法包括用塗鴉、運動和聲音來幫助兒童透過藝術自由的表達自己。就像 Naumburg,Cane 相信,透過自發性的藝術表現,可以鼓勵自由聯想和釋放出潛意識的幻想和思考。

許多其他治療師使用已經被正式命名為塗鴉技巧的方式,來幫助人們

開啟潛意識心情和創造自發性圖像。英國小兒科醫師 Donald Winnicott 設計一個相似的技巧應用在兒童上，稱為曲線遊戲。兒童和治療師輪流的畫出曲線，並嘗試去發現和完成由線條所構成的圖像。這個目的在於允許兒童在沒有威脅的方式下，去連結問題或者衝突，對孩子來說這是最自然的語言。

使用塗鴉來創造自發性圖像

　　塗鴉技巧也和一個人的藝術史有關聯，我們都像年輕藝術家一般，透過塗鴉開始我們的表現。在你還是青少年或是已成年，不管有沒有創作過藝術，或許有過像小孩子在紙張上用麥克筆或鉛筆的塗鴉線條自發性創作，或者使用手指或手在遊樂場上的沙坑畫形狀，或者是使用大型畫筆在幼稚園裡的畫架上創造出形狀。

　　當只有十八個月大的兒童，創作出第一個在紙張上的符號，可以理解的是他們想要嘗試掌控自己所創作的符號。在兩歲的時候，許多兒童創作被心理學家稱為塗鴉的圖畫，研究者甚至去鑑別小孩子所創作出的多種特定形狀的塗鴉。多數的兒童在紙張上初始的創作看起來像污漬或者是任意線條的塗鴉，最後會進展到需要更多控制力的垂直和圓形線條。從小我們就開始塗鴉，在藝術治療中，特別是對於那些沒有太多藝術經驗或者是不太知道從哪邊開始的人，塗鴉就是一個很自然的開始方式。

　　在下面的章節裡，你將會發現一些更普遍的活動，是藝術治療用來幫助人在紙張上展現流動的圖像和潛藏未現的個人符號。在開始這些塗鴉之前，或許要使用在第四章裡所描述的放鬆練習，花一點點時間去放鬆，讓心靈安靜下來。這個練習最好是一開始閉上眼睛，聽著放鬆的音樂，調節呼吸。可用音樂做些練習，音樂對於誘發幻想和放鬆狀態，是一個不錯的選擇。

閉眼塗鴉

媒材：18 × 24 吋白紙和粉蠟筆

1. 在你面前放一張白紙在桌上或牆壁上。將它用膠帶貼在桌面或者釘在牆壁上，讓它在畫圖的時候不會被移動。

2. 挑一枝粉蠟筆來使用，顏色不太重要，但最好是選黃色以外的顏色，好讓你所畫的線條可以被看見。將粉蠟筆放在紙張中間，閉上眼睛，然後開始在紙上塗鴉。不要擔心是不是會畫出去；用大約三十秒的時間，簡單畫出一系列的線條。（在用紙張畫線條之前，或許可以先在空氣中使用畫筆，嘗試塗鴉創作。）

3. 當感覺到塗鴉完成時，睜開眼睛看著圖畫，看著線條和形狀，看看是否可以找到圖像——特定的形狀、形體和物件等等之類。在桌上轉動圖畫，或許可以掛在牆壁上，然後退後去看看它。

4. 使用任何你想要用的顏色，將看到的圖像著色，可以在圖像上增加任何你覺得必須或者讓人滿意的細節。思考如何藉由增加細節、色彩和線條，讓圖像更為清楚（圖 6.1）。

5. 當完成之後，將圖畫掛起來，看看是否在腦海中有任何標題出現。

　　或許你可以嘗試看看兩種不同的體驗。一個是你睜開眼睛做這個活動。有些人覺得使用這種方式來創造塗鴉比較舒服，有些人則是覺得閉上眼睛比較沒有拘束，可以更自由的創造。選擇一種你感覺比較好的。

　　第二個體驗是使用雙手來創造塗鴉。在這裡，你可以使用不止一枝粉蠟筆，可以兩隻手各握住一枝粉蠟筆，在紙張上同時使用兩隻手來塗鴉。當你覺得塗鴉完成時，睜開眼睛看著塗鴉找出圖像，因為使用兩隻手創作圖畫，或許可看見形狀、形體或者物件的倒影像，使用粉蠟筆畫出並上色，以增加圖像的細節。

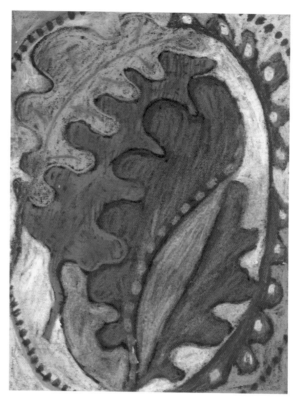

圖 6.1　在塗鴉畫中找圖像的例子

使用非慣用手塗鴉

　　使用你的非慣用手（意指你不常使用來寫字的手）以其他方式來創造自發性圖像。雖然許多藝術治療師和其他人都經歷過使用非慣用手來畫圖或者創作，藝術治療師 Lucia Capacchione 因為他對於這個非慣用手的技巧探索而有名，他指出這種方式的圖畫如同「另一隻手的治療力量」。

　　利用在之前活動裡列出的媒材，並嘗試使用非慣用手來塗鴉。當完成塗鴉之後，可以用慣用手或非慣用手來增加所創作出的圖像細節。雖然

Capacchione 推斷使用非慣用手可能較接近個人人格的一部分，而那部分卻是過去所不知的，我相信用另一隻手工作，可以是自由的，並幫助一個人創造無拘束的自發性圖像。特別是在覺得緊繃或者受限，卻想要拿起粉筆或者蠟筆來畫圖的時候，非慣用手的使用是有幫助的。

墨水和線的塗鴉

使用浸在墨水或者黑色廣告顏料裡的線來創作和設計線條，是另一種塗鴉創作和創造自發性圖畫的方式。墨水或者黑色顏料創造出來的線條，可以是非常精緻、有質感，同時也可以激發我們的眼睛和想像。

媒材：黑色墨水（水溶性墨水最好，特別是如果用在衣服上的時候）或者是黑色廣告顏料、棉線或紗線、18 × 24 吋白紙，粉蠟筆或油蠟筆

1. 進行這個活動，你將需要在一個平坦的表面上工作，例如桌子或者地上。確認是在有覆蓋報紙的桌上或地上工作，因為墨水會永久性的弄髒表面。同時建議穿著舊衣服或者是工作服，以免發生意外。

2. 將線剪成大約 18 吋長，可以使用任何一種形式的線，然而棉線是比較好的，因為它的墨水吸收力較合成纖維佳。需要將線浸在黑色墨水裡一些時間，讓線可以被墨水滲透。在紙張上拖拉線，製作線條、形狀和質感，各種各樣的移動將會創造出非常不同的線條和質感，所以嘗試用數種方式移動線，也就是說，可以在紙張上旋轉畫圈、用點狀、用戳的、顫動的或用手拍的方式呈現，這目的是在於使用線條填滿紙張，直到覺得所有的構圖完成了。

3. 當你滿意這些墨水塗鴉，繼續兩張以上的創作，讓第一張有乾的時間。

4. 拿著第一張墨水塗鴉，把它倒過來看或從旁邊觀看，直到看到一個圖像、形狀或者喜歡的形式。如之前粉蠟筆塗鴉的練習，或許會看

見一些東西像特定的物件、臉、人物、動物或者是景象。使用粉蠟筆或者油蠟筆，添加任何你想要的或必要的去延展這些圖像。

顏料墨漬

這個以圖像為出發點的經驗，類似於在羅夏克測驗裡所使用的圖像。心理學家使用羅夏克測驗來評估人格，而這個活動不再延續使用墨漬測驗，而是藉由在紙張上的顏料使用，來創造自發性的設計，製作出屬於自己的墨漬畫。

媒材：三張 18 × 24 吋白紙（如果合適的話，可以將它裁成較小的尺寸或者是正方形）、水彩（盤裝或管裝；如果是用管裝的，每一種顏色擠一點在塑膠調色盤或盤子上）、一枝畫筆、一桶水，以及粉蠟筆和油蠟筆

1. 在這個活動的第一部分，準備快速的工作。拿一張紙和顏料，把它們放在平坦的水平表面，並確認手邊有一大桶水。
2. 將一枝寬大的水彩筆浸在水裡，然後將原本調色盤、水彩盤中的顏料加入水中。
3. 至少做三張自發性的圖畫。隨著時間完成第三張圖畫，第一張圖畫應該也完全乾了。
4. 如之前塗鴉練習所做的一樣，看著第一張所畫的，轉到側邊或者倒過來，直到看見一些圖像、形狀或者形式。如同粉蠟筆塗鴉練習一樣，或許會看見一些東西看起來像特定的物件、臉、人物、動物或者是景象。使用粉蠟筆或油蠟筆發展那個圖像，增加任何想要的東西，將它完成。
5. 當覺得第一張圖畫完成，幫它命名，然後繼續完成另外兩張圖畫。

圖 6.2 提供了一個顏料墨漬的例子，不要擔心你的圖像是不是對稱整

齊。將紙張對折，通常就會產生鏡射影像以及對稱的形式，而這個形狀的圖畫和裝飾品，不需要去平衡或者是任何一邊要相同。只要繼續就你在繪畫中所見的，使用色彩和線條在形狀中去創造出圖像。

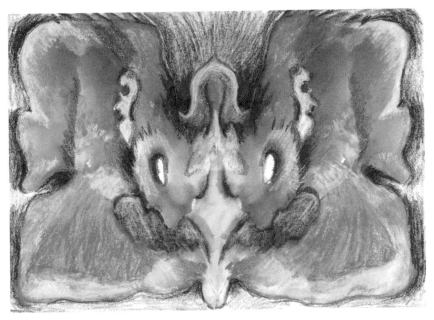

圖 6.2　顏料墨漬活動的例子——鳥面具（*Bird Mask*）

❧ 和自發性塗鴉及圖像工作 ❧

　　對許多人來說，自在的使用媒材來創作塗鴉或者是自發性圖像，是具有創造性、令人放鬆的，以及被解放的。如果你參加過工作室的藝術課程，你也許會覺得用這種簡單的技巧和無規則的方式創作藝術是很不同的。如果你認為自己是一個非藝術家，或許會驚訝自己可以利用想像的能力在塗

鴉中找到圖像。由於每個人都可以創作以及與圖像溝通，許多初始的藝術經驗被藝術治療師詮釋為輕而易舉的經驗。

　　自發性的圖像創作歷程具有治療性，而藝術治療師通常幫助人們在創作歷程外，為圖像尋找意義。他們會使用各種方法去為圖像尋找意義，其中有些方法是本書最後章節會提到的。同時也有少數方法是可以在沒有藝術治療師的協助下，自己與圖像工作，也可以有所助益的。

　　一個人的圖畫具有顯著的意義，身為一個藝術治療師，我對於經過一段時間所創造出的一系列圖像，非常有興趣。在創作完數個圖像之後，圖畫和內容很自然的被發展出來，而你的視覺語言也逐漸擴展。因為你也許想要在完成之後的數週，去回顧這些自發性的作品，你和每幅圖畫的交流與命名是非常重要的。寫一些關於這些作品的詞語，例如印象、色彩、線條、形狀和內容的描述。如果你真的有意圖，寫一些簡短的故事或者是自由形式的詩歌來回應作品。如果暫時沒有想到任何東西，把圖畫掛在牆壁上或者每天都可以看見的地方，幾天之後，有些東西通常會靈光乍現；以書寫的形式記錄在圖畫背後或者是記事本上。當開始學習這本書的最後一章時，會發現除了藝術創作外，寫作將是非常有療效的。它也將協助你利用說故事的力量，給予圖畫意義，連結想法和感覺，幫助你發現這段日子以來的象徵。

　　我通常告訴來到我工作室裡的人，在他們要開始塗鴉畫之前，能夠擁有意圖（如第三和第四章所描述），或者是有想要回答的問題，這是有幫助的。意圖或者是待回答的問題，或許可以讓心靈依循著步驟，透過藝術圖像去創造答案或者訊息。這或許並非每次都能如此運作，但如果你在開始之前去嘗試，你會對所出現的東西感到驚訝。

⮞ 自發性圖畫的藝廊 ⮜

　　欣賞人們使用一些已知的技巧所創造出來的圖像範例，是非常有幫助的。這或許只是數個月或數年之間在藝術治療裡所創造出來的許多圖畫中的一小部分，但它將會給一些認為自己是非藝術家的人們，知道如何在藝術治療中表達出想法，利用塗鴉技巧去創造並發展自發性圖像。

　　Becca 是一位癌症倖存者，來到藝術治療歷程處理憂鬱的感受，尋求治療師的協助來處理最近因卵巢癌復發而接受化學療法的感覺。在八年前她第一次得知癌症，接受過化學療法和放射療法，初次診療之後，仍然在兩年前再度復發。Becca 認為自己是非藝術家，喜歡嘗試可以激發想像和創造性思考的技巧。在藝術治療裡或者是每次間隔在家的時段，她特別享受墨水塗鴉的活動。

　　她在藝術治療歷程中創造過一幅墨水塗鴉，後來成為自己的肖像，主題是為了維持生命接受化學療法所經歷的困難課題（圖 6.3），描繪的圖像是「戴著頭巾的女人陷入漩渦中以及『不斷的纏繞』。」Becca 通常戴著彩色的頭巾來到治療裡，以掩飾稀疏的頭髮和癌症治療的效果。圖畫並沒有奇蹟似的為癌症和醫療強力介入之後的療效帶來改變，但圖畫卻讓她找到方法去對她的家人和朋友表達感受，並引發討論她的生命將會因最近復發的癌症而有所改變的可能性。Becca 在化療期間持續使用創作圖像的方式，她發現在接受治療時或偶爾感到失望、焦慮或難過時，可以在墨水圖畫上找尋專注以及放鬆的方式。

　　一個年輕的女性 Tanya，1990 年代初期住在長期被攻擊的塞拉耶佛，最近移居到美國，發現創造自發性圖像對於她在戰爭和大屠殺裡的經驗有幫助。因為目擊了狙擊兵的破壞和城市的爆炸，Tanya 經歷惡夢、睡眠障礙，和目睹暴力的深刻記憶。就診斷術語來說，她遭遇了創傷後壓力症候

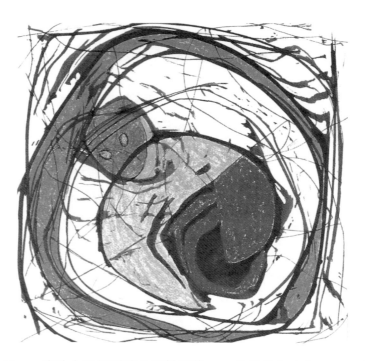

圖 6.3　Becca 塗鴉中所找到的自發性圖像——戴著頭巾的女人陷入漩渦中，
　　　　不斷的纏繞（*Woman in a Turban Caught in a Spiral, Spinning Round and
　　　　Round*）（Reprinted with permission of the artist）

群（PTSD），這種症狀起因於暴露在嚴重創傷或危險中，特別是暴力、戰
爭或天然災害。對於直接經歷到戰爭、謀殺、死亡或者是破壞的人們來說，
有一些創傷後壓力症狀是很常見的，並會以作夢、倒敘或記憶的方式，保
留所看見的強烈視覺圖像。藝術創作有助於表達這類型的創傷以及傳達和
恐懼、憤怒以及哀傷相關的情緒。

　　Tanya 在一連串我所帶領的藝術治療團體裡，使用墨水塗鴉技巧工作
時，創作了兩個特別強烈的圖像。第一幅圖畫是一個骷髏頭纏繞著黑色根
莖的花朵（圖 6.4），儘管 Tanya 對這幅圖畫說的很少，然而死亡的主題是

明顯易懂的，其傳達出 Tanya 個人見證死亡和暴力的經驗。在幾週之後，Tanya 創造第二幅圖畫，描述有兩匹像馬一樣的但有受傷翅膀的動物（圖6.5），依照 Tanya 的說法，一匹受傷的馬在紓解痛苦，並幫助另一匹馬學習如何飛。在接下來幾週，Tanya 表示這些圖畫似乎是自己的重生，和對過去在塞拉耶佛經驗的自責、生氣和憂鬱感受的改變。她持續透過這個技巧來探索感受，並藉由出現在她面前的圖像進行簡單畫圖和彩繪。

　　創作自發性圖像，像任何一種藝術表現一般，對於人們的問題並非是仙丹妙藥，不能奇蹟式的轉化憂鬱情緒或者是長期的創傷，這個表現形式的目的在於與感受、思考和想法進行溝通，讓這些東西可以視覺化或者是真實化一點。一旦它們出現在紙張上，儘可能對這些圖像做出回應，描述

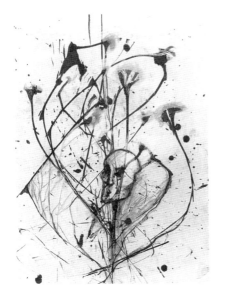

圖6.4　「圍繞在我身邊的死亡」（*Death Around Me*），Tanya 所創作的線和墨水的塗鴉（Reprinted with permission of the artist）

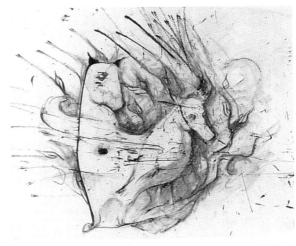

圖6.5　Tanya 從線和墨水的塗鴉中創造出來的重生（Reprinted with permission of the artist）

圖像的特性，說些關於它們的故事。

❧ 自發性圖像日誌：發現自己的視覺語彙 ❧

　　規律的創作圖像，會開啟許多理解和表現自我的可能性。Margaret Naumburg是藝術治療領域的先驅之一，她提出規律地創作自發性圖像和記錄，對圖像的回應的想法。我常鼓勵人們去保留自發性圖像日誌，和寫下對創作性作品的回應。藉由一週數次的圖像創作（如果你享受這個歷程的話，可以每天創作），或許會開始看見圖像的主題、色彩或者是形狀的相似性。你也將會很自然的開始發展屬於自己的視覺語彙，我的意思是指，你自己和材料工作的獨特方式以及你自己的圖像和符號。每一次和自發性圖像創作工作時，你可以從色彩、線條和形狀學到新的東西，和如何使用媒材。而且你在塗鴉、墨漬彩繪或者是非慣用手的創作中發現圖像的能力也會增加。

　　記得給每個圖像一個標題，並寫下數個詞語或者是句子；如果不會滲透紙張的話，也可以記錄在紙張背面，或者是使用日誌的下一頁寫下標題或者是描述。你也可將回應記錄在散開的日誌或記事本上，雖然圖像是依照時間順序排列，依然要記下完成每個圖像的日期。要知道，當你將日誌條列時，是非常重要的，對於在日後思考關於生活事件的圖像，也是非常重要的。

　　因為你會使用各種媒材來創作自發性圖像，最好可以選擇紙質較好的素描本進行創作。有一些素描本和圖畫日誌，可以使用水彩顏料。如果你覺得可能會在自發性圖像日誌裡使用顏料，選擇可以接受水彩、使用後不會散開的紙張。如果你發現自己喜歡在不同大小或不同形狀的紙張上工作，活頁式的視覺日誌或許會比較適合；或者你可以用像第五章裡所描述的文件夾或者檔案夾來保存作品。記得編號和註明日期，讓你可以知道創作的

順序。

　　初期可以使用這章稍早所提到的簡單塗鴉活動，在素描本裡嘗試一整天的塗鴉創作，找找圖像和形狀，使用畫圖媒材來發展出一個圖畫。

曼陀羅：使用圓形創作自發性圖像

　　在藝術治療工作裡，圓形是一個很自然的形狀，因為它在人類史上甚至延伸至宇宙的起源，都是一個很重要的視覺刺激。銀河系的盤旋，亦即環繞在太陽軌道上的星球，以及月亮的運行，皆是依循永恆不變的圓形在天空中運轉著。當還是一個小孩時，我們也發現自己可以在紙張上使用蠟筆畫出圓形、曲折的弧型，以及曲線和螺旋形。這是藝術發展的普遍階段，也是世界各地每個正常孩子共通的經驗。同樣也是我們第一次在藝術創作上的大躍進。當我們使用麥克筆或者是鉛筆塗鴉出第一個圓形形狀時，它或許是最早的一個自我圖像。

　　圓形在藝術中通常意指曼陀羅。在梵文中，曼陀羅意指「神聖的圓」，而在東方文化裡使用特定的曼陀羅作為視覺冥想，已經有好幾個世紀。在西藏佛教的時輪金剛——也稱為「時間之輪」（the Wheel of Time），即是非常有名的曼陀羅之一，以象徵性方式說明宇宙整體架構。曼陀羅被認為是宇宙的整體架構圖，如同個人意識的地圖。在許多傳統文化裡，曼陀羅和圓形都被用在治療性儀式上。舉例來說，納瓦荷印第安人在美國西南部建構沙畫曼陀羅，作為治療疾病之用，這些曼陀羅在有淨化儀式的聖歌中創作起來，大到足以容下病人。

　　Jung 被認為是介紹曼陀羅概念到西方思想裡的人。他注意到他的病人常常自發性創造圓形圖畫，他使用曼陀羅這個詞語來描述他們。大約在第一次世界大戰末期，他也有深度探索曼陀羅圖像的個人經驗，他於 1916 年創造了第一個曼陀羅，其後在 1918 到 1920 年間畫有更多的曼陀羅。他說

他每個早晨在筆記本上素描一個小的圓形圖畫——曼陀羅，覺得是和當時
內在情況相符的。Jung 相信曼陀羅代表對立的一致性，也可作為一個自我
的表現，並表現一個人整體的人格。

　　曼陀羅也被視為是一個人當下心靈的反映，以及改變和轉換潛能的表
現。許多人相信當曼陀羅圖像轉化到能夠自由在夢境或圖畫中出現時，便
是趨向Jung所稱的「個體化」或自我實現的意思。Jung同樣也認為人創造
曼陀羅，或者是夢到像曼陀羅一樣的圖像，是一種迷失方向或創傷經驗裡
的補償作用。他注意到在臨床工作裡的例子，例如父母離婚的兒童和受到
理解能力障礙所困惑的精神分裂者。他相信曼陀羅的圖像被詮釋成在所有
人類之內，並和我們解決矛盾和困境的需求有所相關。換言之，當一個人
面臨統整或者對立融合時，他們或許會在夢境或自發性作品裡，畫出曼陀
羅圖像。

❧ 曼陀羅圖畫和個人轉化 ❧

　　對許多正在經歷情緒或者生理問題困境的人來說，曼陀羅所顯現出的
自發性，就好像一個改變或者轉化的訊號，通常和整體感、成長、誕生或
者是一些新事物的出現有所關聯，代表著對自我新的理解。

　　當個體在重大改變或者是挑戰困難的情境下，曼陀羅圖像通常會出現
在一個人的表現性作品上。經歷嚴重的疾病或人生危機的人，在其生理或
情緒受到療癒時，也許會自發性的創造曼陀羅圖像。圖像可以是非常震撼
的，如同接下來和我在門診一起工作的憂鬱症青少女案例一般。

　　當我第一次在大學醫院門診中的成人藝術治療裡看到Joanne時，她是
一個非常耀眼且具吸引力的十六歲女孩，非常聰明且有能力，但在學校表
現不好，且在通過課程上有困難，她覺得自己生病了無法參加學校課程。
在與學校心理學家的碰面裡，Joanne 帶著她在家裡創作的圖畫，提及「女

士前一次的低落」（圖 6.6）。對於心理學家來說，從她的色調和圖畫內容來看，非常明顯 Joanne 有重大的憂鬱狀況。因為憂鬱症的關係，心理學家轉介 Joanne 到藝術治療團體，且擔心她和學校朋友圈與老師互動疏遠的情況。

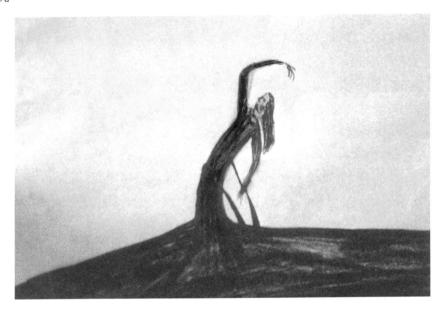

圖 6.6　Joanne 所畫的「女 士 前 一 次 的 低 落」（*Lady Going Down for the Last Time*）

（Reprinted with permission of the artist）

　　數個月以來，我和 Joanne 每週在藝術治療團體和個別治療裡碰面，她對於畫圖和彩繪非常有興趣，我鼓勵她至少一週一次維持一個「感覺」日誌，以視覺性的方式表達她的感覺。起初，她因為受到我的鼓勵，所以在個別藝術治療的時候，畫了一些東西在日誌裡。然後在每週見面一次的間隔，她開始在家工作，創作數個圖畫。

　　透過圖畫，我們開始更能理解到什麼困擾著她，還有什麼導致她感覺沮喪。她的第一個圖畫是抽象的、彼此之間沒有連結、混亂的且沒有條理

的一連串線條、色彩和形狀。Joanne 所呈現出來的這些特質是她曾提及的那時候的生活，她覺得孤單、無目標、與他人無關聯；學校課業有問題；以及對友誼不太感興趣。她喜歡藝術創作，而且覺得透過藝術，至少可以傳遞出無法使用語言表達的困擾感受。

在我們見面的第二個月，她的圖畫開始改變，過去的圖像都包含隨意放置的形狀，而現在的圖畫有更多區別性的設計和構圖。她開始一系列稱為「正在出現的星星」的圖畫，而這些像曼陀羅一樣的圖畫，似乎可以反映出她個人從憂鬱以及脫離朋友圈中復原的第一步。在第一個星星中，她開始畫出了對於家庭的憤怒，特別是她的父親。她的父親最近為了另一段關係，離開她媽媽（圖 6.7）。儘管 Joanne 知道有關她爸爸遺棄了她和家庭，初期她覺得自己只能透過非語言的藝術來表達憤怒和傷心。她的圖畫日誌像是一個園地，可以讓自己痛苦得無法說出的情緒與經驗產生溝通，或者對母親拒絕討論的家庭狀況得以抒發。

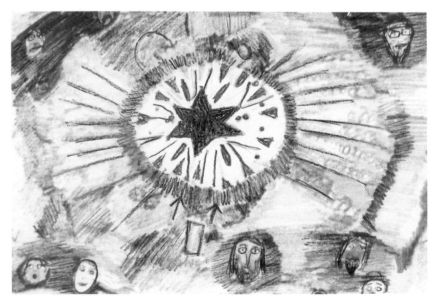

圖 6.7　Joanne 所畫的曼陀羅圖畫（Reprinted with permission of the artist）

　　數個月以來，Joanne 習慣用畫圖來表現自己。伴隨著和我討論她的圖像，以及接受了心理學家或朋友的幫助，她的憂鬱情況有明顯的進展，而她的圖像持續猶如曼陀羅一般，表現出新的明亮、空間和平衡（圖 6.8 和6.9）。現在她是個成人了，仍持續在她的治療裡使用藝術表現，且成為和個案工作的心理學家。當 Joanne 發現憂鬱症傾向是來自於她的家族史，她更堅信藝術對於她在表達或者接納感受上特別重要。

　　我相信出現在 Joanne 藝術中的曼陀羅形式，不只是因為她從憂鬱症中復原，同樣也是因為圓形提供某種穩定的程度和創造視覺圖像的架構。和圓形工作，可以在有架構的焦點裡，提供自發性創作的視覺經驗。在藝術治療裡，當人們覺得沒有方向性、散亂、焦慮或者憂傷時，我常要求人們和圓形或者是曼陀羅工作。

　　以我在社區活動中心和一群無家可歸的成人之工作經驗為例，如藥癮、家庭問題，以及缺乏安全感，曼陀羅的創作，至少在短期內會出現穩定他們的效果。因為他們的問題，這些街頭兒童對延長工作時間，會有聚焦的

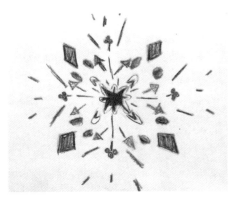

圖 6.8　Joanne 從憂鬱症復原所畫的曼陀羅圖畫，「正在出現的星星」（*Emerging Stars*）（Reprinted with permission of the artist）

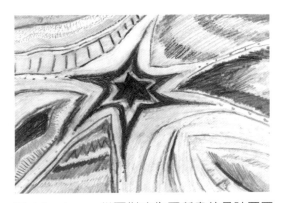

圖 6.9　Joanne 從憂鬱症復原所畫的曼陀羅圖畫，「正在出現的星星」（Reprinted with permission of the artist）

困難；許多兒童因為他們受限的注意力廣度而被稱為過動。由於他們可以從一些結構中獲益，我要求他們在圓形裡畫圖。這個活動顯示出藝術創作如何將我們的生理能量引發出來。對大部分人來說，在紙上與圓形工作，提供一種趨於緩慢的方式，來控制或者重新聚焦在常令人感到不舒服的能量上。雖然曼陀羅圖畫不會奇蹟似的減少焦慮與情緒問題，但研究顯示，在圓形裡的圖畫，如圖 6.10，依據心跳速率或者身體溫度來看，具有冷靜下來的生理效果。

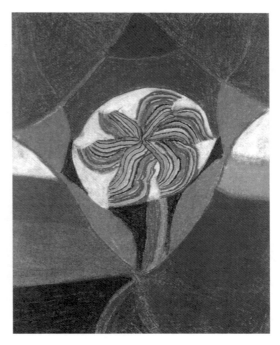

圖 6.10　十五歲女孩所畫的曼陀羅圖畫

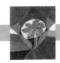
⤳ 曼陀羅創作 ⤵

　　創作一個曼陀羅圖畫，簡單來說是在圓形裡創造圖像，藉由所喜歡的任何媒材如：顏料、油蠟筆、粉蠟筆，或者是彩色鉛筆來完成。然而，既然色彩是曼陀羅圖畫很重要的元素，最好選擇一種可以提供較多色彩選擇的媒材。

　　在各種大小的圓形裡工作時，有些人認為圓形的大小是重要的。藝術治療師Joan Kellogg是曼陀羅圖畫和符號的專家，建議 10.5 到 11 吋的直徑對於曼陀羅圖畫是適當的大小；這個想法，是因為這個大小相似於人類頭顱的大小。然而依個別需求而論，你可以使用較大或者較小的形狀來進行創作。你也可能想要將長方形紙張裁剪成正方形以創作曼陀羅，這個在正方形裡的圓形，如 Jung 所說，就是自我的展現。

　　為了能夠在這「魔幻的圓形」裡，全然地享受自我表達，建議使用 48 色一組的油蠟筆來創作曼陀羅圖畫。在曼陀羅的探索裡，嘗試用白紙和黑紙作畫，或許會發現自己在不同背景使用不同顏色，可創作出不同圖像。也可嘗試其他媒材，例如彩色鉛筆或者粉蠟筆，因為不同色彩、質感以及媒材的特性，可以反映出圖像的創作風格和內容。

曼 陀 羅 圖 畫

　　媒材：12 × 18 吋白紙，12 × 18 吋黑色勞作紙（如果你要在正方形紙上工作，可以將兩張紙裁成 12 × 12 吋），油蠟筆或者彩色粉筆（試試看兩者兼具，你或許會偏好其中一種，但依據要畫的內容細節有多精緻而定），圓盤（大約 10 吋直徑）或使用圓規去勾勒出輪廓，鉛筆和尺（製作直線條的選擇）

因為創作曼陀羅圖畫可以釋放和修正經驗，你大概要從第四章裡提到的放鬆練習開始，或者是放一些輕柔的器樂性音樂來創造平靜和放鬆的心情。

1. 在一張白紙上，使用鉛筆描繪圓盤的輪廓，或者使用圓規畫一個圓；或者也可以徒手畫一個圓。

2. 使用所選擇的畫圖媒材，利用各種你想要的方式——色彩、線條和形狀來填滿圓形。可以從圓心或者邊緣開始，也可以將圓形分割為好幾個區塊，創造一個圖案或者使用各種形狀和色彩來填滿空間。如果想要拓展圖像至圓形輪廓外，請自在的去做。畫曼陀羅，並沒有正確或者是錯的方式，所以增加圖畫直到自己覺得已經完成了。

3. 完成圖畫後，放一個點在你紙張最上面，或者是在背面畫上箭頭以標示方向（圖 6.11）

4. 重複步驟 1.、2.、3. 來創造一個曼陀羅，但這次使用黑色紙張。

5. 將圖畫懸掛起來，可在圖畫的前面或背面寫下來任何出現的標題。你或許想要對你所看到的色彩、形狀、圖案或者主題寫一些簡短的描述，就如同你在塗鴉或者彩繪墨漬活動裡所做的一樣。

你將有可能看見你的曼陀羅被畫在黑紙和白紙上的不同。特別是在黑色背景上所出現的顏色是非常不同的（圖 6.12）；或許可以找到自己想要的較淡的色彩，這會較容易呈現在深色表面上。如果想再嘗試創作一次，或許可購買一些金色、銀色或者其他冷光色系色彩的油蠟筆，它在黑紙上呈現出來的感覺不錯。

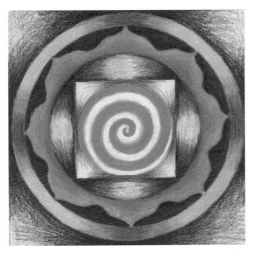

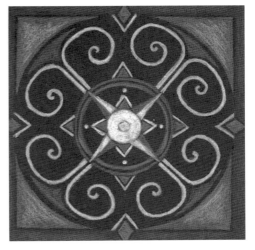

圖 6.11　作者曼陀羅日誌中的曼陀羅圖畫　　　圖 6.12　黑色背景的曼陀羅

保有曼陀羅日誌

　　這章稍早我所描述的憂鬱症青少女 Joanne，從她憂鬱症狀復原的初期開始創作圓形圖畫。沒有人像她一樣，可以和曼陀羅圖像工作這麼久。或許你會發現自己在某些特定時間可以自發性的創作它們，或者有些時候可能比較不被圓形所吸引。曼陀羅圖畫反映內在自我和感受，你或許會因為圓形在工作中是一個很圓滑的形狀，而選擇和他們規律性的工作。在圓形裡素描和彩繪，是具接納、結構化和愉悅的，我個人發現自發性創造曼陀羅，可以減少焦慮、喚起內在關注，並創造平靜的感受。

　　曼陀羅圖畫是一個藝術歷程，對於延宕感受是有幫助的，保有曼陀羅日誌可以是一個有趣的特別經驗，因為圖像通常會隨著時間改變和發展。或許好幾天或者好幾週，你會覺得圖像都是非常相似，會覺得無法繼續或者離開過去創造的圖像，但如果持續規律性的畫曼陀羅，將會開始看到圖

畫如同其他自發性形狀，在色彩、圖案和內容的改變。

　　你或許會想要選擇素描簿特別做為創作曼陀羅之用。長方形或者正方形的素描簿都是可以的；你或許想要使用正方形來當作曼陀羅日誌，因為你可以創造一個圓形圖像。你可以在美術社或者文具用品店找到非常多種不同大小的正方形素描簿，也可以在當地的影印店，裁切好想要的紙張大小，然後裝訂起來。因為要去找一本黑色紙張的素描本比較困難，如果想使用黑色紙張的話，可以從影印店取得。同樣也鼓勵在一疊方形的便利貼上畫袖珍型的曼陀羅（圖6.13），因為這些便條紙很小巧，帶著它們，可以在任何地方進行曼陀羅創作。其中我特別喜歡黑色的便條紙，因為我可以使用彩色膠水筆來創作和設計圖像。

　　在你選擇曼陀羅日誌前，決定要使用哪一類的圖畫媒材，舉例來說，如果要使用彩色鉛筆來創作曼陀羅，那6或8吋的正方形小型素描本是不錯的選擇。彩色鉛筆可以創造出較多細節線條，但如果你想要快速覆蓋較大的空間，鉛筆容易讓人覺得挫折。如果你使用油蠟筆或者粉蠟筆，因為會需要更多點的空間，所以較大的素描本會比較適合來製作圖畫；這些媒材不太需要太努力，就可以輕易覆蓋大範圍的面積。

　　一些治療師相信可以在曼陀羅裡找到特殊的象徵。由於曼陀羅被認為具有共通的意義與可表現出內在狀況，有許多人相信透過色彩、圖案和符號，可反映出一些意義。Joan Kellogg發展出一套系統可理解十三種曼陀羅形式，亦稱為曼陀羅的偉大圓（the Great Round of Mandala）。特定的曼陀羅圖案、形狀和色彩被用來發展某些象徵，包括掙扎、認同、個人與世界互動的形式以及靈性的向度（在資源的部分可獲得更多資訊）。

　　為了要保存曼陀羅日誌，如你在自發性日誌裡所做的工作一樣，依據圖畫初期的印象，給每個曼陀羅定標題，寫下日期以供未來參考。看著所使用的顏色，標記主要顏色，列出你和每個顏色的關聯性（顏色的主題會在第七章裡提到）。描述你的曼陀羅圖畫內容，迅速記下一些形容詞，標

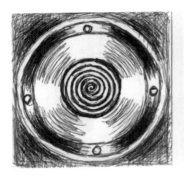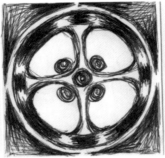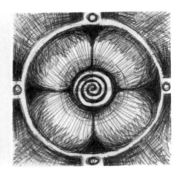

圖 6.13 便利貼上的曼陀羅

註所使用的形狀或者形式,看看是否可以聯想到任何語言、感受或者記憶。

如果能夠花時間保存曼陀羅日誌,為每張圖畫寫些東西,在你的圖畫內容和主題中會發現所使用的色彩和形狀有其模式和相似性存在。如果無法立即為你的畫找到聯想和描述,不用擔心,因為有時候這需要花點時間,重要的是去體驗從創造圓形圖畫中所衍生出的核心和焦點。對於所有自發性藝術創作歷程而言,曼陀羅對個人來說是最具鼓勵性、順暢及放鬆的。

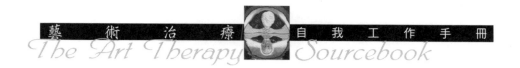

使用藝術表達感受：
關於失落的繪畫運用

藝術猶如一個在艱難時期的助人者。

Rudolph Arnheim, *To the Rescue of Art*

　　心理治療的重點在於自我覺察和表達出感受，而非掩藏或者避開它們。為了能夠理解衝突的來源，以及重新統整和改善，或許會要求個體去談論關於痛苦的情緒。然而，有時候不太能夠且有困難的使用文字去表達感受，特別是創傷、危機或者失落所導致的情緒，因為語言似乎無法完整傳遞它們的意義。感覺是非常難與文字連結的，許多人將其放置於內心，導致產生憂鬱、困擾、焦慮、失望感或者挫折。

　　藝術創作在需克服的或複雜的情緒表達上是特別適合的。藝術創作的歷程，幫助人們面對情緒、克服憂鬱、整合創傷經驗，以及找到悲傷與失落的舒緩與解決方法。歷史上，視覺藝術被用來理解危機、痛苦和心靈的創痛。如果你去博物館，很容易看見一些因人類遭遇困境所被激發出的偉大藝術作品。繪畫、雕塑和其他藝術形式，通常用來描述創傷感受與經驗、藝術家們的思考和個人混亂的經驗或者是社會的混亂。van Gogh 的漩渦狀筆觸被認為是在傳達內在情緒性的掙扎；Picasso的格爾尼卡壁畫，描繪在國內動盪不安時，西班牙城鎮的爆炸，這些都是代表藝術如何被使用來表

129

達和理解殘酷的暴力行動的例子。藝術創作在將痛苦和害怕的事件具體化以及舒緩情緒的部分，是一個很有力的方法。

　　雖然透過藝術去表達一個人的想法和感受具有治療的益處，其中藝術治療歷程令人印象最深刻的是具有達到或恢復心理平靜的潛能。藝術治療的概念，是源自於覺得藝術可以被使用在不只是減輕或者包容創傷、害怕或焦慮感受，也有修補、恢復和療癒功能。Jung 很早就從和病患工作以及個人的探索裡理解到，夢的表達和想像可以幫助人從創傷和情緒壓力中復原。他常在情緒混亂或者是處於個人危機時，進行素描、彩繪，或者是創作或組織物件。Jung 認為這樣的表達是超越娛樂，更相信這可幫助他從掙扎中找到頓悟。在《記憶、夢境、映像》（*Memories, Dreams, Reflections*）一書裡，Jung 描述兩個幫助他克服個人壓力的重要經驗。他回憶起十歲的時候，從製作簡單的木頭人偶中得到紓解：

> 在那個時候，我有一個一般小學生使用的黃色亮面鉛筆盒，附有小鎖及常用的尺。在尺的底端，我雕刻了一個大約兩吋長的小木偶，穿著連身外套、高帽子和發亮的黑色靴子。我用黑色墨水上色，把它從尺上面鋸下，放在鉛筆盒裡，並幫它做了個床。這完全是一個秘密。我秘密的把鉛筆盒放到屋裡最高但禁止進入的頂樓，非常滿意的把它藏在屋頂下的一根樑柱上。我覺得很安全，而令我痛苦的感覺也不見了。

　　Jung 也描述如何透過創造石頭建築的歷程，使他從 1913 年和 Freud 決裂的創傷中找到紓解：

> 在每天的午餐後，只要天氣允許，我都持續著建造遊戲。我會盡快的吃完午餐，開始玩遊戲，持續做到病人抵達；如果晚上我早

130

點完成工作，我會回到建造遊戲中。在這個活動過程中，澄清了
我的想法，也可以領悟自己身上曾經出現過的模糊幻想。

藝術治療通常被使用在幫助人們了解情緒，並從創傷、哀傷和失落的
經驗裡復原。如之前所提，藝術表現在協助理解情緒問題有很長期的歷史，
而繪圖和彩繪也被使用在情緒障礙的診斷。然而，藝術創作的歷程並非只
有藝術診斷的價值，更可協助所有年齡層的人去表達過度承受的情緒與事
件。

⇲✦ 創傷中兒童的圖像 ✦⇱

在第六章裡所描述有關於 Joanne 透過藝術復原、彌補和自我探索的故
事，強調在表達感受和治療經歷創傷事件的人時，藝術是非常有效的角色。
在 Joanne 的案例裡，父親遺棄她和她的家人，促發她的憂鬱症，以及和學
校及朋友脫節。雖然過去的經驗使她處於危機中，藝術讓她表現了那些文
字無法表達的自我感受和狀態。在那時，畫圖的歷程舒緩了 Joanne 的孤
單、難過，也舒緩了她對生活和家庭狀況的失望感。

雖然所有不同年齡層的人經歷情緒壓力，都可以從藝術治療中獲益，
而創傷兒童特別教了我許多關於藝術可以改善情緒危機的特點。大部分的
兒童，儘管有著痛苦的經驗，仍然可以在創造藝術的行動裡，發現愉悅和
舒服感受。這或許是因為藝術創作是個整體的自然經驗，而藝術具有情緒
療癒的本質。依據研究結果，我們知道圖畫的出現，可以刺激個體談論個
人的經驗。舉例來說，兒童一邊畫圖一邊談論著情緒負荷的事件比單純口
說表達，可以說出更多經驗的細節，同樣也可以回憶更多關於事件的細節，
並能在一個有結構的狀況下傳達更多的資訊給治療師或者諮商師。

當受虐或者目睹暴力的兒童認為，「說」似乎是不安全的或者文字不

足以描述他們害怕、焦慮和其他感受的時候，藝術即是表現自己的一種方式。許多年以來，我以藝術治療師的身分和目睹家庭暴力或受虐的兒童工作，觀察創造表現在他們生活中的影響。受虐兒童因為他們所遭遇過的個人受暴或者身體受罰經驗，通常會覺得無法自在的談話，對於分享經驗或者是感受，都會恐懼有報應或受到處罰。甚至一些非常年幼的兒童，即使他們有能力表達對於暴力或者受虐的感受，也是如此。在藝術治療裡，一個受到父親虐待的四歲男孩 Paul，使用圖畫去跟我談論暴力的父親。雖然他和他的母親待在社區庇護所，對於遠離虐待是非常安全的，Paul 常使用圖畫去表達他可以控制住房子裡會傷害他和媽媽的「魔鬼」的方法（圖7.1）。他用畫圖的方式，去陳述一個小男孩可以克服和打敗魔鬼，並從傷害中拯救自己和他媽媽。透過圖畫，可以表現出他對施虐父親的生氣。作為他的治療師，我能夠透過圖畫，和他談論有關他對於有暴力的父親的害怕以及焦慮。

　　Paul 像許多受虐兒童一樣，可以使用畫圖去說出一個拯救自己和他媽媽的幻想故事。對其他受虐兒童來說，特別是他們覺得自己無法談及他的父母或朋友時，透過簡單的藝術傳遞感受，這是一個非常重要的經驗。在紙上畫一張傷心或生氣的臉，或象徵性的摧毀或者控制代表施虐父母的魔鬼，可以提供兒童一種方式去表達他們覺得無法安全大聲說出來的內容。如此一來，藝術成為理解和表達強烈情緒，如生氣、憂鬱或害怕的緩衝。在本書稍早討論過 Carla 的圖畫，其中傳達出兒童時期受到極度暴力的父親對待的感受。透過圖畫——即她覺得比較安全的方式，表達出被情緒淹沒的感受，直到她可以面對與接受它們。在治療裡，Carla的圖像成為一種傳遞經驗和感受的工具，幫助我理解她的過去，可以漸漸引導她克服恐懼及焦慮，進而解決施虐父親所造成的創傷。

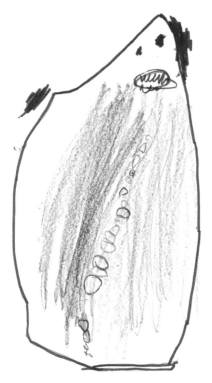

圖 7.1　四歲的 Paul 所畫的傷害他媽媽和他自己的「魔鬼」圖畫（Reprinted from *Understanding Children's Drawings* © 1988 Cathy A. Malchiodi, Guilford Publications）

　　除了幫助受虐兒童，藝術治療也能幫助兒童處理自然災害或災難事件後的情緒反應。經歷過颶風、龍捲風、火災或地震經驗的兒童，在真實事件數週後，透過畫出自然災害內容，常會覺得有表達創傷記憶和經驗的需求。2001 年 9 月 11 日恐怖份子攻擊行動的好幾個月後，兒童畫出世界貿易中心大樓被破壞的圖畫。

　　美國 Gulf 地區 2005 年 8 月受到卡翠那颶風襲擊存活下來的兒童，自

發性的使用畫圖和遊戲重演他們的經驗。一個八歲小女生 Tamara 被迫離開她在紐奧良州的家到另一個州去，她分享有關家和颶風重複出現的夢魘。Tamara 重複畫出所經歷到被大水淹沒時，她和母親與兄弟瑟縮在頂樓的景象（圖 7.2）。透過圖畫，可以表達出她在另一個暴風中的害怕，以及她的家人失去財產和家。人無論經歷任何形式的創傷，都會有非常明顯強烈的需求想創作圖像，且會重複創作圖像直到找到紓解的出口。儘管 Tamara 需要許多個月的藝術治療，使她從情緒性的創傷經驗裡恢復，藝術提供了一個方式讓她去表達對颶風的感受，猶如是一種自我安慰和紓壓的替代方案。

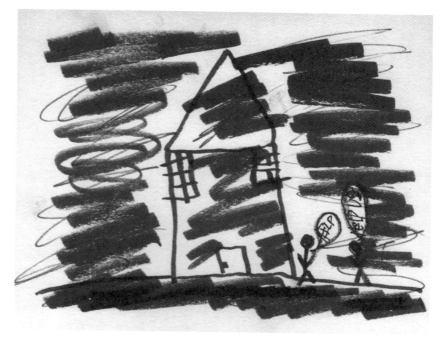

圖 7.2　Tamara 所畫的卡翠那颶風的圖畫（Reprinted with permission）

接下來的 2004 年南亞海嘯，兒童從自然災害和極度壓力的情境中復原的創作歷程，也非常清楚的呈現出藝術的力量。Fadhil 住在海嘯襲擊的區域，在他的藝術作品裡，描繪出受傷的倖存者，也包括拯救者、醫生和護士，透過醫療介入和支援來幫助他們（圖 7.3）。像 Fadhil 一樣的兒童，透

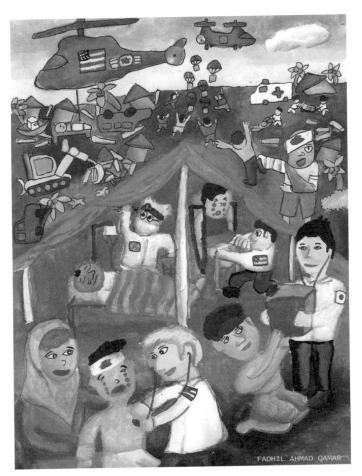

圖 7.3　Fadhil 所畫的海嘯之後的圖畫（Reprinted with permission of the International Children's Art Foundation）

過藝術作品去傳達被拯救和支持的主題，通常會比那些無法想像從其他人得到幫助的兒童，從創傷影響中復原得快一些。這是有可能的，因為藝術創作感官的和親手做的特質，幫助那些像Fadhil一樣無法迅速恢復的兒童，藉由素描、彩繪和其他創作活動，去探索和想像較為安全與較少創傷的世界。

對於像 Tamara 和 Fadhil 一樣的兒童來說，藝術創作歷程是一種可以對害怕的環境取得象徵性控制的一種方式，並立即在災難事件後，建立起內在安全的感受。我常常和構圖小心翼翼的兒童工作，有時候他們會跟我要尺去畫一個完美的直線，透過藝術表現極盡的控制和結構。從圖畫或者其他藝術活動，兒童能夠透過控制媒材的特質去體驗安全的程度，也可以使用創造性活動來嘗試「修繕」他的家、家庭和狀況，創作圖畫反映了他所經歷過的災難事件，透過圖畫以想出方法來面對環境。舉例來說，經歷過地震破壞掉部分住家的兒童，會小心的畫出家的圖畫，並增加一些東西來維持它的完整。這個畫圖的動作可以提供控制的經驗，以回應對進一步破壞的恐懼，提供兒童自我賦能的感受。

☙ 藝術是一種情緒療癒 ❧

成人跟兒童一樣有能力使用藝術去表達複雜且過度承受的情緒，並透過藝術轉換他們的情緒。就像經歷受虐或創傷的兒童，自在的使用藝術來表達並復原；許多成人也開始發現到藝術的力量，可以幫助他們從虐待或者創傷中復原，無論是他們自己或者是和治療師一起工作，都可以有這種力量。Peter Levine 是《創傷治療》（*Healing Trauma*）的作者，觀察到成人和創傷記憶工作時，必須要能夠透過「感覺感受」去接近創傷的「身體記憶」，才能夠達到情緒療癒以及找到幸福感。我相信藝術是具有能夠接近感覺感受，與接觸身體創傷記憶的潛力，而且能轉化危機中過度承受的

情緒。Elizabeth Layton 正是一個例子，發現圖畫可以讓一個人去表達——特別是那些和憂鬱與失落有關的想法和感受。其他人或許也發現，甚至是經歷創傷幾年或數十年之後，藝術創作可以開啟復原與彌補的歷程。Jane Orleman 就是這樣的個體，發現藝術可以是自我了解，並從早期嚴重創傷生活裡復原的一種方式。

嚴重的童年創傷：藝術創作在兒童性虐待的治療

藝術家 Jane Orleman 在兒童時期經歷過性虐待，她對於如何將藝術用在治療、加深對個人創傷的理解，以及幫助兒童從嚴重的受虐經驗中復原，提供了豐富的資料。她的治療師建議她，可以從她個人的生活經驗開始作畫。她回憶起如何在心理治療階段裡創造藝術，而開啟自我發現的旅程：

在五十二年的歲月裡，有二十五年我是個畫家。在八〇年代中期，我開始越畫越少。1989 年後，我的作品從平均一年二十幅減少到一年只有一件作品，它好似讓我生命中所有的活力以及興趣都被耗盡一般。我用無盡的單人遊戲以及科幻小說填滿空虛。

我的母親死於 1989 年，這似乎造成我的恍惚。1990 年我開始和臨床心理學家工作，期望可以克服創作的阻礙。當我們談論到早期生活，開始理解到它仍緊抓著我，發現我很難去大聲說出，而我常常獨自一人竊竊私語。

我開始一個月畫一件或兩件作品，在治療歷程裡這些圖像以主題的方式進行討論。我從自己小時候的眼光，開始一連串小幅作品畫，而這些圖畫允許我表達難以用文字敘述的內容。

Orleman 透過治療的探索歷程，畫出年幼時候被施暴和性侵的經驗。她認為圖畫猶如與自己的對話，相信這些圖畫意象可以幫助她接受童年時

期的創傷記憶。她使用畫圖的方式在治療中帶出個人的想法，而作品彷彿是從潛意識告訴她有關她的感受、想法和記憶。

　　罪惡（Guilt）（圖7.4）是Orleman持續進行一系列所完成的兩百多張圖畫中的一部分。這幅是第一張呈現早期敘事經驗的圖畫。

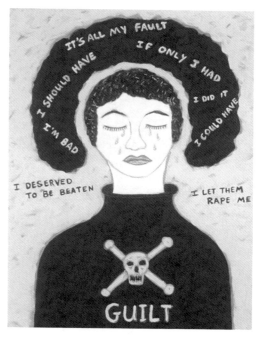

圖7.4　Jane Orleman 所畫的罪惡（Guilt）（Reprinted with permission of the artist）

Orleman 補充說明：

這個我所保有的秘密，直到現在一直像一罐毒藥束縛著我。頭骨和交叉的骨頭符號標示的點，是所有痛苦情緒被儲存的地方。我想或許一般人會覺得除非是罪有應得，不然一個人絕不可能被打擊或強暴。

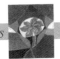

　　Orleman 的藝術幫助她理解童年的經驗，也協助她理解和減緩童年受虐的影響，現在透過藝術展覽和創作的書籍，她的圖像幫助其他人理解和面對他們的創傷經驗。

✎ 藝術和悲傷：使用藝術去尋找意義 ✎

　　藝術長期被使用來表達不只是創傷，同樣也用來表達哀傷、悲痛或失落。藝術創作對於經歷失落有幫助的想法並非是新概念，早期人們使用藝術去創作重要的事件，特別是透過視覺想像的創造，例如死亡。從尼安德特原始人時代開始，藝術形式成為葬禮的一部分。很明顯的，藝術以某種方式幫助人們去因應失落，而透過符號或者使用圖像去舒緩情緒壓力，是非常普遍的人類經驗。

　　AIDS紀念拼布是人們需要透過圖像來表達失落和哀傷的例子。在1980年代晚期，AIDS 危機在舊金山達到高峰，行動家 Cleve Jones 和其他人尋找一個方式來表達對於所愛的人與死去的朋友無止盡的傷痛和失落。Jones和一個鄰近居民組成的小團體聚集，以表達他們經驗，且開始創作 AIDS的紀念拼布。雖然一開始是地區性的，經口耳相傳，來自美國各地的拼布塊被送往舊金山聚集在一起。在 1987 年底，大約有兩千塊拼布塊在華盛頓國會大廈廣場展示。

　　從開始到後來，加入了數千個拼布塊。他們共同證明了人們有製作圖像去表達失落和悲劇的自然傾向，而伴隨圖像的力量能夠去紀念失落。AIDS 紀念拼布包含多數沒有受過藝術技巧訓練的非藝術家作品。在喪禮上，通常會強調透過藝術形式以自我表達的渴望，且也有助於在哀傷時或接下來的失落時刻的創意表現，這是一個非常重要的案例。

　　許多人在哀傷的時候，轉而創作視覺紀念品，並不只是為了情緒的紓解，同時也是去記憶、記錄以及讓過世的人永恆存在。當面對我的親戚 Ken

因 AIDS 而逝去，我發現自己被拼布的創作歷程深深的吸引。如同個人哀傷的歷程一般，拼布的創作需要花費數個月來完成。在和各種媒材工作之後，我想到一個點子是有關於十二個正方形的創作，其中包含 Ken 和我的照片、紀念品以及遺留的卡片和信件。閱覽舊照片簿、蒐集圖像，以及跟其他親戚談話以進一步說明我們關係的歷史，這部分需要投入許多的時間。我同樣也花很多時間書寫日誌，及探索個人關於死亡的感受。在我完成正方形之後，我小心的將它們裝訂在一起，並將它們彼此之間的空間拼接起來（圖 7.5）。

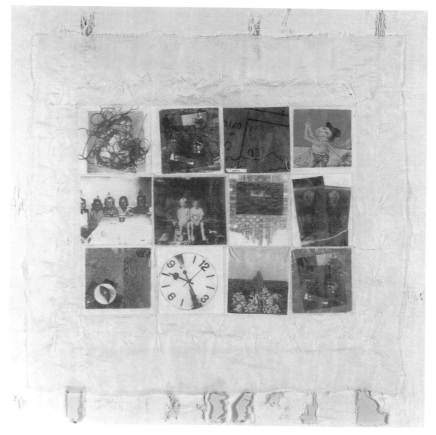

圖 7.5　作者紀念 Ken 的拼布

這個我所創造的拼布塊，不只是作為紀念我的親戚，同時也是容納著快樂與痛苦的記憶，它是一種探索以及理解失落的方式，並紀念著一個人生命與成長中一段重要的關係。

⊶ 藝術治療和失落 ⊷

　　Elisabeth Kübler-Ross 是一位精神科醫生，將喪親之痛的歷程帶進專業的主流中，在她書裡特闢一章節談論關於死亡的議題，當面對嚴重失落或者是面對個人的死亡時，渴望自發性圖畫的創作。因為個人在面對失落時，好像可以很自發性的轉向藝術（例如書寫、詩歌或者是其他藝術形式的創作），而藝術治療即成為幫助人們去探索以及表達關於悲傷感受的重要方式。

　　失落是一個普通且普遍的經驗。即使在一個最佳的環境狀態下，我們每一個人在面對生活中各階段的失落──或許是失去所愛的人、健康、工作或者是家庭──所遺留給我們的沮喪、空虛以及困擾。在失落之後，有些人為了逃避痛苦開始變得沒有感覺，有些人則是讓自己逆來順受、掩藏壓力和悲傷。因為在任何一種失落的感受上，藝術治療對於幫助哀傷的個體表達他們的情緒是有用的，並在失落之後，去創造個人與生活的新觀點。

⊶ 藝術治療對失落的改善 ⊷

　　Ben 是一個中學生，他的母親在生病幾年之後死於癌症。他有一個弟弟和爸爸，他的父親因為哀傷而情緒失控。Ben 被他們學校的諮商師轉介到我這兒來做藝術治療，他的諮商師認為他可以從創作藝術和透過畫圖或彩繪來表達感受中獲得幫助。

　　在早期的階段裡，Ben 告訴我，他沒有什麼話好說或者沒有什麼好創

作的。他心不在焉的用筆亂畫，創造了一個又小又抽象的線條圖畫。他可以理解他母親的逝去，造成他對事情失去感覺。在那段時間，每天他都希望回到家之後母親還是活著的，然而因為母親生病了數個月，令他感到精疲力盡。他母親在生命的最後一年非常虛弱，Ben 告訴我，他變成「隱形人」，希望不要造成他母親或者是其他家人的問題。終究，他的母親還是因為疾病的關係無法久活。他希望成為一個好兒子，且對自己保持沉默。

　　雖然 Ben 在和我工作的那幾個月裡創作了許多圖畫，其中兩張圖畫特別說明了藝術創作如何讓他開始理解自己的感受和讓他從母親的死亡中開始復原。「搖擺的人」（Swinging Man）（圖 7.6），是 Ben 表達出因彩繪

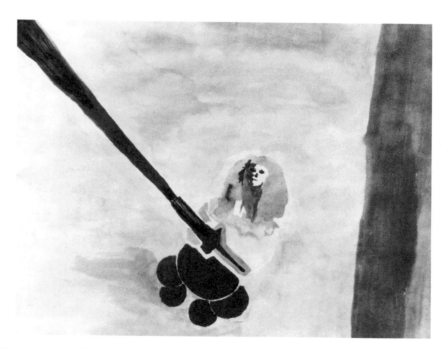

圖 7.6　Ben 所畫的搖擺的人（Swinging Man）（Reprinted from Understanding Children's Drawings © 1998 Cathy A. Malchiodi, Guilford Publications）

的興趣所創作的自我圖像。Ben 在學校裡並沒有上美術課，但他發現在藝術治療過程裡使用顏料讓他變得有創意，而且他享受和水彩一起工作。他特別喜歡這幅描述他利用繩索擺盪，或許是用繩索垂降下山或用橡皮筋繩索懸掛著的圖畫。Ben 覺得在繩索上搖擺是自由的經驗，但也跟他在許多個月裡，他需要監視著母親的健康那種束縛的感覺很相似。

Ben 在接近治療尾聲的時候，畫了自我肖像（圖 7.7）。他選擇一個整體的象徵──曼陀羅的形狀，且使用許多顏色和形狀來將他自己的圖像畫在裡面。他描述彩繪是「一半難過，一半希望」。在討論這幅圖畫的時候，Ben 理解到他有部分的難過是來自於對母親的生氣，認為他好幾個月以來，無論是待在學校、在運動或者跟朋友在一起的時候，都會想到或者猜測他母親是否安好。這個擔憂占據他大部分的生活，因為母親的生病使他錯過太多中學的生活，讓他覺得被欺騙。

Sarah 是一個非常聰明的十三歲青少年，因為祖父突然間的過世，導致她嚴重的憂鬱症。她和她的祖父非常親近，事實上，Sarah 和祖父的親近程度，勝於她和忙於專業工作的父母親間的距離，她的祖父除了像其他祖父母一般，更扮演父親與母親的角色，因此祖父的驟逝引發這個女孩生命中重大的失落感。

幾個月以來，Sarah 參加我一個青少年藝術治療團體。有一天，她帶著她在那天之前畫在筆記本紙張上的小幅彩繪到團體中（圖 7.8）。

Sarah 描繪幾天前所做的一個鮮明的夢。在夢裡，她的祖父出現在一張大張椅子上，周圍都是她的親戚，包括孩子和孫子女，而 Sarah 坐在他的右邊。在夢裡，她的祖父給每個人一個祝福，告訴 Sarah 他將要離開她，他知道在這兒她會過得很好。然後 Sarah 看見麋鹿從天而降，引導她的祖父離開，夢裡出現的和平的美妙感覺，令她覺得驚訝，但她依然為麋鹿帶走了她的祖父覺得困惑。除了這個困惑的感覺，麋鹿的景象讓她覺得比較安慰，這個經驗幫助她放下許多對摯愛的祖父所感受到的失落哀痛。

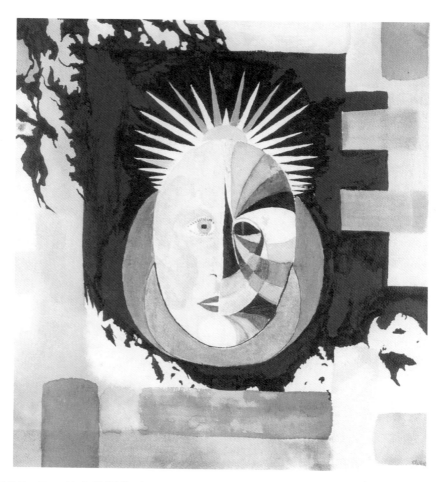

圖 7.7　Ben 的自我肖像（Reprinted from *Understanding Children's Drawings* © 1988 Cathy A. Malchiodi, Guilford Publications）

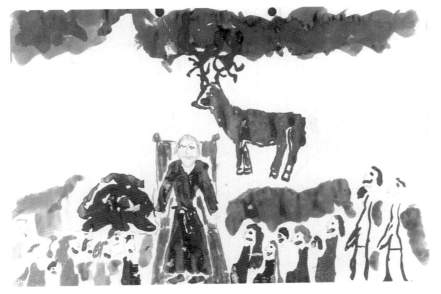

圖 7.8　Sarah 所畫的我死去的祖父的夢（*Dream of My Dead Grandfather*）（Reprinted from *Understanding Children's Drawings* © 1998 Cathy A. Malchiodi, Guilford Publications）

　　Sarah 夢境裡麋鹿的景象，可以是一種自我安慰以及解決她祖父死亡危機的一種方式。然而，對 Sarah 而言，幫助她表達如何看待在死亡與死之後的生活，這也是一種靈性經驗。簡單的彩繪深刻的表現出和祖父間強烈的關係，以及情緒的紓解，這裡面有文字所無法正確描述的豐富隱喻。

　　對 Ben、Sarah 和其他經歷重要他人死亡的人而言，藝術創作的行為是透過在視覺圖像中探索、表達和轉化失落的感受，重新創作自我的一種方式。在 Ben 的案例裡，他花了好幾年的時間，全神貫注在母親的死亡上，當他在學校或者和朋友在一起時，花費時間在擔心母親的病情，而錯過部分自己的生活。在他母親死後，繪畫成為一種表達失落以及重新看見自己的方式，用以哀悼因為對母親病情的擔心而失去的時間。Sarah 使用藝術表

現來幫助自己走過哀痛，探索死亡和失落對於個人的意義。

　　藝術治療對於幫助人們去面對紀念性財物的失去以及失落的創傷是有用的。使用藝術治療在美國俄克拉荷馬市的爆炸和毀滅中的倖存者，說明了藝術表現可以幫助人們從生命失落、恐怖歷程和社區暴力的創傷中復原以及療癒。

藝術治療和社區的倖存者：俄克拉荷馬市的爆炸

　　1995 年 4 月俄克拉荷馬市的爆炸，是美國史上恐怖主義最嚴重的毀滅性行動。爆炸導致 169 條人命死亡，超過 500 人受傷。爆炸的倖存者和逝者的家庭、朋友，共同經歷多重失落感受，包含親密的朋友、同事以及家人；在後續的兩週裡，許多人面對一連串預期性的葬禮。因為經歷這個巨大創傷，導致許多人遭遇所謂的創傷後症候群（PTSD）。具有 PTSD 症狀的人存有各種症狀，但最多的是有無力的感受，缺乏過去享受活動的愉悅感受、未來感縮減、身體不適以及恐懼重複的創傷。一些人在創傷之後，心靈失去感覺，或者是有困難於表達感情；另一些人出現恐懼的夢境或者不斷重複原始創傷的記憶。

　　藝術治療被成功的使用在 PTSD 的治療。它被認為特別有助於允許創傷受難者可以不使用口語和在較少引導性的狀況下去表達內心痛苦。創傷的受難者，例如戰爭或者暴力，通常難以使用口語表達情緒，這個情況稱為輕度憂鬱。藝術表現特別對於這些有嚴重創傷且無法使用文字去直接傳遞，但又需要將情緒表達出來的人有幫助。PTSD 不只僅限於成人，在這章稍早提到的創傷兒童，他們的經驗也有 PTSD 的症狀。

　　在悲劇後的一週，心理學家和藝術治療師 John Goff Jones 被要求為超過 120 位的倖存者以及他們的家庭提供心理介入。Jones 使用藝術治療作為初期的介入，來幫助這些倖存者表達傷痛。因為每個人所經歷的爆炸和後續餘波是很不同的，Jones 認為在爆炸事件之後，藝術表現允許個體去表達

各種創傷後的影響、經驗以及每個人的記憶。

　　Jones以有特定主題的團體，來幫助人們表達感受、經歷哀痛和失落，以建立自信以及紓壓。這個經驗裡，有個重要的部分是透過藝術表現來彼此分享，他們都是在藝術治療團體裡使用視覺或者是口語，互相溝通關於創傷的故事，使其感受到被支持。參與者會被要求探索感受，去表達生氣和自責，去比較爆炸前後的自己。透過幾個星期的團體聚會，使用簡單的圖畫去回憶和紀念那些死亡的人，他們也被要求可透過圖像和文字，以書寫日誌的方式記錄感受。

　　基於數個原因，Jones覺得藝術治療對於俄克拉荷馬市的爆炸倖存者有幫助。爆炸的經驗是多重的，透過爆炸現場的毀壞、受傷、死亡、失落的畫面以及新聞和媒體數月數週以來的報導，這個經驗不只是情緒的層面，也是知覺的。藝術本身的特質是多重面向的，允許個人情緒和知覺的世界可以展現。因為創傷通常包含視覺圖像以及其他記憶與夢境的感受，藝術是一種很有用的表達方式。Jones同樣也發現，雖然有些人並沒有從討論經驗中獲得舒緩，但可從最簡單的圖畫中，與創傷的各層面進行溝通。

　　像其他和嚴重創傷個案工作的專業人員一樣，Jones知道治療師通常也被病人的感受和經驗所影響。治療師會在聽到故事或者看見具有暴力、痛苦、害怕以及其他濃烈情緒圖畫的過程裡，經歷次級的創傷後壓力。回應他和爆炸倖存者的工作，Jones使用藝術創作作為表現和理解自己的創傷感受的方式，其中包含著住在發生爆炸的社區，以及作為一個治療師要面對這麼多倖存者的感受。他談及其中一幅圖畫（圖7.9）：

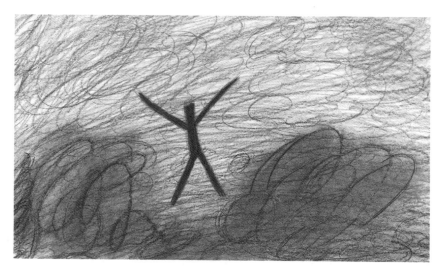

圖 7.9　John 的俄克拉荷馬市爆炸後景象（Reprinted with permission of the artist）

　　過度承受的情緒。耗費全部的心力和俄克拉荷馬市的爆炸倖
存者工作的漫長日子裡，那似乎變成每天接近尾聲時明顯的感受。
勇敢、明亮和破壞，因為全然混亂的失落、哀痛、困惑以及對所
有災害的無力感造成不知所措，倖存者因而拼命的尋求解決、答
案和方向。在我們國家的歷史裡，如何去做，如何去面對這麼多
因空前大屠殺的無辜人民？做些什麼？如何去做，甚至如何開始？
無止盡的問題，無止盡的痛苦與悲痛哀傷，太多都需要被解決。

　　更多的討論，似乎只有一部分是有用的。被認為有幫助的藝
術治療，是一個和混亂的失落保持距離的方法，是給予生氣、痛
苦、難過和困惑一個出口。沒有快速的治療，一點都沒有。沒有
快速的答案，無法立即中斷痛苦，但可以有少許的舒緩、暗自的
期許，與指示的方向。參與在治療的活動裡，治療師可以建立部
分的基礎，至少給予他們少許的方針或者方向。這個圖像仍是深

深烙印於記憶中，未來也會是如此。表達這些圖像，和他們再度呈現的痛苦和失落，允許這些記憶以較舒緩的方式成為治療師的一部分。對於那些很棒的人和整體的社區，很難去描述失落的廣度、向度以及深度。

⟡ 感覺日誌：探索以及表現情緒 ⟡

Jane Orleman 使用彩繪當作一種視覺敘說的形式，透過藝術表達生命經驗以及記憶。她的作品不只是生命中創傷經驗的視覺日誌，也是經驗的感受。她透過藝術對自我的發現，在治療中是有所幫助的，讓她可以擁有情緒修補的功能來重新開始。

因為你不是像 Orleman 一樣的藝術家，可以很自然和圖像一起工作，你或許已經失去與生所具有可使用藝術來表達、探索以及改善當前情緒壓力的力量。與兒童不同，他們可以很自然的使用藝術作為自我表現，而你或許忘記可以透過藝術創作表現出內在世界感受。為了幫助人們透過藝術來探索感受，我要求他們持續撰寫「感覺日誌」（feelings journals）當作藝術治療的一部分。大約有二十五年的時間，我斷斷續續寫著感覺日誌。在畫圖、彩繪以及拼貼的創作裡，有一些是非常自發性、簡單的，也有一些是較有裝飾或細緻的。我發現到這些視覺日誌的共同性，就是讓我感受到過去，以及通過生命中困難的過渡期。

藝術治療強調透過視覺形式溝通感受的重要性。在典型的藝術治療歷程裡，人們一般會被要求去表達關於自己或他人的感受。情緒是圖像的一個重要來源，透過藝術來探索自我，扮演一個有意義的關鍵開端。因為我們常隱藏對他人的感受，以致失去和他們溝通的能力，透過藝術表現，將未分化或隱藏的感受加以確認。用鉛筆在紙張上作畫的動作，可以協助你

放鬆，讓感受浮現，並幫助你將這些感受置於作品內容裡。這章稍早我所描述過的Carla，在來到我的藝術治療團體之前，有好幾個月的時間，憑直覺創造感覺日誌。她所經歷過的創傷令人恐懼且有時難以忍受；日誌書寫的使用不只是記錄情緒，也同時處理了情緒。

要開始你的感覺日誌的時候，選擇一本適合畫圖、彩繪或拼貼媒材的素描本。當你每一次坐下，在日誌本裡創作圖像時，問你自己「今天我覺得如何？」嘗試只畫簡單的形狀與顏色，或者將圖像從雜誌上剪下來，呈現此時此刻你的感受如何。要記得沒有人會評價你的藝術，如果畫圖不太適合你，那麼可以嘗試用拼貼，選擇顏色、質感或是可呈現你的感受的圖像，或者吸引你的簡單圖片來表達。完成圖畫之後，寫上日期，並給予簡短命名（例如，「和平感受」（Peaceful Feelings），或者是「我對今天工作的感受……」（The Way I Felt at Working Today When…），在背面或者是另外一張紙上寫些關於圖畫的內容。

如果你持續幾週的去做，按照日期陳列圖畫、彩繪或者是拼貼，然後回顧圖像，尋找顏色、形狀、結構和內容的相似性，圖畫和時間點有關聯性嗎？有沒有規律重複出現的情緒？如何描繪它們？這些只是一些對感覺日誌中的感受，可自問自答的問題。嘗試定期的記錄這些問題的答案，這將會幫助你發現自己在表達感受上，有關於圖案、形狀、顏色以及內容的獨特視覺語彙。

感覺日誌的例子

在藝術治療裡，我看見許多人在每兩次會談間隔中，使用感覺日誌去表達自己或者是簡單的去放鬆與消除壓力和緊張。在感覺日誌裡，有少許的圖像案例，可刺激個人的創作工作。當你長期在藝術治療裡不經意的去看這些創作出來的圖像，這些圖像將帶給你一些有關於人們如何使用感覺日誌去探索和理解自我情緒的想法。

Ellen有焦慮和懼曠症（害怕開放空間）的問題，她使用感覺日誌去記錄在恐慌時間所感受到的圖像（圖 7.10）。她發現這個歷程有助於她辨識引發焦慮的情境和源頭，因此她使用感覺日誌來追蹤自己在降低焦慮上的進展。

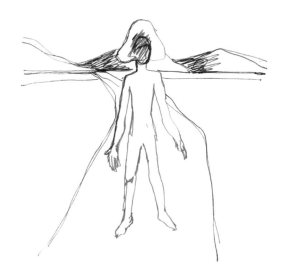

圖 7.10　Ellen 的感覺日誌作品（Reprinted with permission of the artist）

　　Paola，因為和男朋友之間的關係問題來到藝術治療裡，她使用日誌去探索他們彼此互動的感受（圖 7.11）。她的圖畫非常有助於我理解她和她男朋友之間如何溝通，以及促發他們關係衝突的事件。

　　Kathleen 使用她的日誌去回溯過去九年以來，和她先生之間的分居與最後以離婚收場的感受和哀痛（圖 7.12）。她的藝術創作並沒有奇蹟似的治療難過感受，但她還是認為對於表達特別沮喪或者是焦慮的感受是有幫助的。圖畫也有助於告訴治療師，她在情緒危機的時間裡，所感受到的是什麼。

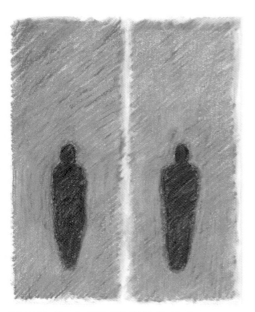

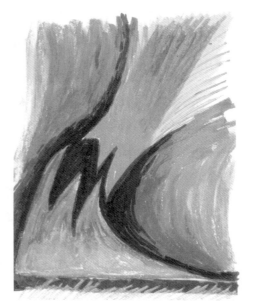

圖 7.11　Paola 的感覺日誌作品（Reprinted with permission of the artist）

圖 7.12　Kathleen 的感覺日誌作品（Reprinted with permission of the artist）

❧ 顏色和情緒 ❧

　　透過藝術所表達的情緒沒有對或錯。每個人用不同方式表達情緒，而我們每個人在表達自己的情緒時，都有個人的視覺語言；有些人非常依賴線條和形狀，而有些人覺得顏色比較有幫助。

　　雖然顏色可以表達出我們的想法、期待和生理感覺，但我們一般通常都會將它和情感聯想在一起。注意與比較你用來表達感覺的圖像顏色，這部分或許可以幫助你了解顏色是如何反映情緒本質。無論是隨性的或持續的撰寫視覺感覺日誌，當人們開始用藝術來探索感受時，他們通常自然而然的想知道顏色是如何和情緒有所關聯。當你和這本書裡的活動工作時，

將會開始看見對於某些顏色的偏好，或者是在一段時間之後，使用顏色的改變。通常顏色和感覺有所關聯，但要為在藝術表現中所使用的顏色去給予特定的意義，是非常困難的。

你會聽見這樣普通的詞語「感覺很藍色」、「帶有盛怒的紅色」或者是「忌妒的綠色」。文化影響我們賦予顏色許多的意義，然而，看看你在感覺日誌中如何使用顏色，或許會發現你有自己獨特的顏色意義以及色彩組合。

「常見顏色聯想」欄裡描述了一些常見顏色的聯想，它嘗試激發你對於顏色與個人意義的連結。從專欄裡你可以看到顏色有矛盾，甚至相異的意思。舉例來說，紅色和兩個非常不同的情緒——愛以及生氣有關聯。許多人選擇藍色為最喜歡的顏色，認為它是可以使人安靜及放鬆的，但在其他情境中，藍色也同時與難過或者憂鬱有關。

這個專欄並非提供一個特定的方式，去分析圖畫或者彩繪作品。它只是用來說明一些我們所關注的顏色，可以有更多的聯想，並鼓勵你去思考如何看待在圖像裡的顏色。這裡有一些你可以問自己的問題：

- 你如何在圖像裡使用顏色去表達情緒？
- 有任何特定的顏色，對你來說有特別的意義嗎？
- 你的家庭、宗教，或者種族是否影響你對於某些顏色的聯想嗎？
- 某些顏色會提醒你關於某些特定的假日或者事件嗎？
- 你會不會為了某些特定的工作或者情境裡去穿戴一些顏色？
- 你會大量使用什麼顏色在你的藝術作品裡？有無任何主要的顏色？
- 你會不會在某些地方使用某些深色？或者用較淡的顏色？
- 你是否喜歡使用特定的組合，例如黑和白；土色、金色；柔和的色彩；深色、暗色調；或者天然的色系呢？

常見顏色聯想

- 紅色：誕生、血、火、情緒、溫暖、愛、熱情、傷口、生氣、加熱、生活
- 橘色：火、收穫、溫暖、能量、不幸、疏遠、自信、力量
- 黃色：太陽、光線、溫暖、智慧、直覺、希望、期待、精力、富有、剛毅
- 綠色：地球、肥沃、植物、自然、成長、週而復始、忌妒、過度護衛的、創造力
- 藍色：天空、水、海洋、天堂、心靈、放鬆、淨化、孕育、沉靜、忠誠
- 紫色：皇族、心靈、財富、權力、死亡、復活、想像、注意、興奮、妄想、迫害
- 黑色：黑暗、空虛、神秘、開始、發源地、潛意識、死亡、憂鬱、失落
- 棕色：肥沃、土壤、悲傷、根源、糞便、灰塵、無價值的、新契機
- 白色：光線、純潔、單純、月亮、心靈、創造、永恆、朦朧的、滋養的、復活、清澈、失落、合成、開明

　　當你和這些顏色一起工作時，你的喜好可能有所改變。舉例來說，油蠟筆很自然的引領你去體驗調色。嘗試使用有限的顏色去創造圖像，例如冷色系（藍色、藍灰色、淡紫色）；暖色系（紅色、橘色、黃色）；或者灰色調、黑色以及白色。或者嘗試使用不常用的顏色去創作圖畫或者彩繪。當你體驗過新的媒材和顏色的組合，你會形成個人對顏色的感覺、意義以及偏好。

⌘ 使用圖像去創造情緒的安全感 ⌘

　　把情緒表達出來是有幫助的，有時候更重要的是，使用圖像去自我安慰以及創造正向感受。我嘗試幫助憂鬱症、焦慮或者處於危機中的人們，如同將創傷和失落表達出來一樣，將藝術創作當作照顧自己的一種方式。

自我安慰圖像書

　　媒材：至少十張 8.5 × 11 吋白紙，或者是其他差不多大小的各式顏色紙張（你將會將這些紙張裝訂成冊）、雜誌、彩色紙、拼貼媒材、剪刀和膠水

1. 列一張對你來說是愉快的感覺經驗清單。思考下列的事情：環境或大自然、聲音或音樂、味道或氣味、觸覺或質感，或者讓你覺得快樂、滿足或平靜的特定經驗或事件。
2. 瀏覽雜誌以及其他拼貼媒材，嘗試在你所列出的感覺清單中，找出可代表減輕或愉快感受的圖像例子。
3. 將他們黏在紙張上以創造這些圖像的頁面。你可以有組織的安排或者依照形式進行分類（例如：戶外、質感或動物）
4. 整理這些頁面（將它們打洞裝訂好或拿到當地的影印店裝訂），並完成這本書的個人封面。
5. 在你完成這個方案之後，迅速記下你為這本書選擇媒材時的想法和感受。你最喜歡哪一個感覺圖像？為什麼？
6. 瀏覽這本書並選擇一個特別讓你覺得愉快或者安慰的圖像或頁面，花一分鐘時間專注其上，並進入到這個圖畫的知覺向度裡。當你看著這張圖畫的時候，你體驗到些什麼？

7. 無論什麼時候，當你找到額外的圖像想要把它放進去時，就隨意的去增加這本書的內容。如果你使用線圈裝訂或者學校資料夾，這對於你要在任何時間為這本書增加東西，會是比較容易的。

這個活動和第三章裡所提到的相似，你可以替能夠為你帶來愉快感受的圖像和物件命名。這個自我安慰的圖像書，是另一個你可以保存這些圖像的空間（顏色、質感或者形式）。癌症病人使用這個活動去發展一本圖像書，並將之帶到醫院裡，當他接受化學治療的時候就去瀏覽這本書，看見自己的圖像有助於忘記不愉快的治療效果，而專注在個人的復原歷程。

這個活動的其他變化是去安排所蒐集到的圖像，將它們黏在一張大的厚紙板或墊板上。你可以增加簡單的框架或者一片塑膠玻璃，然後將拼貼懸掛在你常可看見的地方。

創造安全空間

這是治療師常常用來幫助處在悲痛裡的人們的直接方式。這個想法首先要去創造安全的圖像來幫助紓解緊張，接著要去發現可以引發個人安全感的心靈圖像。

媒材：18 × 24 吋白色圖畫紙，油蠟筆或彩色鉛筆

1. 使用第四章裡所描述的放鬆方式作為開始。當你覺得放鬆的時候，思考一下在你一生中，無論是真實或想像中，所有令你覺得安全的地方。

2. 將你覺得是屬於安全空間的所有特質列出來（例如：舒服的東西，如抱枕或家具；熟悉的東西；和令人享受的周遭環境）

3. 使用藝術媒材去畫出覺得安全的地方；可以創作簡單的圖表或者是裝飾用的圖示。增添可提升空間安全感或者是讓它變得更舒服一些的特色。

4. 看著圖像，然後描述你所要納入的任何一個特質或特色的意義或目的。想像自己站在這個安全的空間裡。在你的左邊或右邊、在你的前面以及上面或下面，你看見些什麼？

5. 看著你的圖像，然後想想你覺得怎麼樣的安全環境，對你會是有最大幫助的。記下這些想法。

6. 在腦海裡發展一個安全空間的圖像，然後在接下來幾天，練習將它視覺化。想像你在造訪這個空間時，感覺如何？

感覺地圖

這個是依據 John Goff Jones 和俄克拉荷馬市爆炸倖存者用來探索和記錄感覺時，所使用的活動。

媒材：大張白紙，彩色鉛筆或者麥克筆

1. 你將會表現出下列六種感覺：生氣、歡娛、悲傷、害怕、對他人的愛、對自己的愛，使用不同的顏色去表現每一種感覺。嘗試去想像每一種情緒在每一種大小或形狀中看起來的樣子。嘗試不要用圓形人頭或笑臉去表達這些感覺。

2. 當完成所有圖像，想想彼此之間是否有相關。圖像如何和另一個圖像有相關？有沒有共通的形狀或線條？如何在規模上大小做比較？哪一個是花最多時間在上面的？

彩繪感覺

因為彩繪是使用流動性媒材的一種工作方式，因此特別有助於情緒表達。

雖然沒有奇蹟的形式，可以在彩繪你的困擾時，找到紓解或幸福感，

但自發性的彩繪，或許可以幫助人們去探索或表達感受。嘗試一系列小幅的感覺彩繪。準備一系列可用來作畫的材料，例如水彩紙、厚紙版，或者刷上石膏的墊板。開始的大小最好是 11 × 14 吋的表面。之前章節描述可使用壓克力顏料或者廣告顏料，且用顏色來代表心情或者簡單的自發性彩繪。

在《做為醫學的藝術》（*Art as Medicine*）一書中，藝術家 Shaun McNiff 對於有興趣於藝術的療癒力量和自我表現的畫家，提供一些有幫助的建議：

> 畫就對了。以不同的方式使用畫筆開始，看看會出現什麼。如果你畫了，它就會出現。沒有什麼事情會發生，除非你開始用自己的方式去畫。開始畫畫就好像和全身一起跳舞，不只是使用手指與手腕而已，更使用隱藏在身體裡的手臂力量去畫，看著出現的形狀，並想想可以和它們做些什麼。

放鬆自己，並找到屬於自己使用顏料創作圖像的方式。如果覺得受到侷限或者感到緊張，嘗試使用非慣用手來繪畫，或者使用墨漬塗鴉技巧來創造線條和形狀，將它用顏色填滿或者使用顏料增加細節來創作圖像。

繪畫只是和這些顏色快樂的一起工作，作家以及業餘畫家 Henry Miller 曾經談到「依著你喜歡和渴望的快樂來繪畫。」藝術治療是依你的喜好去創作藝術，不用擔心被評價。這是有關於享受和這些顏色、形狀、質感以及圖像一起工作的歷程，以及從自我表現中獲得歡愉。如果喜歡在室外工作，或許可以嘗試彩繪風景，但對於是否可以畫得很真實或者是否可複製你所見的並不重要，取而代之的是嘗試畫出內在的東西，嘗試使用顏色表達對於這些樹、水、大地以及天空的感受，以取代複製大自然的顏色。或許天空感覺溫暖，或者讓你產生感動，想想什麼顏色可以表達感覺，什麼

線條、形式或形狀可以傳達想法。嘗試接觸所看見的周遭事物，並用感受到的質感去畫，或者是像McNiff建議的，從身體韻律中去畫並非只是手指而已。或許你的身體覺得像被球緊緊包覆一樣或可延展到各方。想想你的感受如何，及跨越表面的線條和樣態如何表達情緒，或者看看將會有什麼發展。

⟡ 最後的提醒 ⟡

　　這個章節裡所呈現的實作對於修通情緒問題是有幫助的，但有它執行上的限制。如果你有嚴重的情緒問題或者是有創傷經驗，或許還是需要一位專業人員的幫助。藝術創作對於轉換情緒的痛苦、改善創傷，及幫助理解失落大有幫助，但有時候需要透過和治療師工作來加深自我的理解。

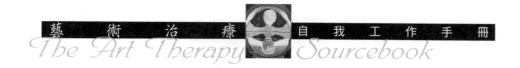

藝術創作和疾病：
畫出健康的圖畫

我希望所有外科醫生可以在診斷和治療的工具中，增加一盒蠟筆。

Bernie Siegel, M.D., *Peace, Love, and Healing*

　　最早的藝術治療是用於和生理疾病有關的治療中。英國藝術治療的開基始祖 Adrian Hill，在他早期的著作中使用藝術治療這個名詞，來描述他在結核病復原過程中所進行的繪畫。Hill 寫了兩本跟他經驗有關的書籍：《藝術與疾病》（*Art Versus Illness*）和《畫出疾病》（*Painting Out Illness*）。最後 Hill 將藝術創作經驗帶到其他有生理疾病的患者身上，為這些有醫療狀況或者身心殘障的病患，建立使用藝術治療的步驟。

　　藝術治療在身心疾病的使用，有幾個發展的原因。第一，對於替代性藥物興趣的提升，引導人們尋找可彌補藥物治療的治療方式。藝術治療師與醫學專家學習到，藝術可以傳達關於我們的身體以及心靈，強有力的意識與潛意識訊息。同樣的，面對嚴重疾病的人們，圖像的創造性歷程是一種有效的治療方式，可以幫助個體因應痛苦和其他病症，及辨識內在感受與生理症狀，並使其在醫療照護中成為主動的參與者。

161

❧ 圖像猶如健康和疾病的先知 ❧

　　有關夢境圖像可以預知生理疾病的想法，可回溯到早期希臘時代。希臘醫學之父 Hippocrates，注意到夢境可用以辨識一個人的生理狀況。他相信生動的太陽、月亮、天堂、大樹生長茂盛和開花結果，以及水流動的景象，全都是健康良好的訊號。早期的醫生 Galen 在西元二世紀行醫，也用出現在自己和病人夢境裡的圖像去開立藥物處方和治療方式，並相信夢境是一個診斷工具。

　　預測生理疾病的夢境圖像被稱為病之前兆，意指許多早期的症狀是疾病的開始。夢境通常也和身體復原、自發性療癒以及健康藥物有關係。Jung 對於夢境提供一個人身體狀況上直覺性的資訊，且可能引導到內在的治療方式感到興趣。他曾經被要求去詮釋沒有任何其他資訊的病人的夢境：

　　有一些人在我旁邊，一直問我一些機器潤滑劑的事情。其實最好的潤滑劑建議是牛奶。很明顯的，我似乎比較偏好滲出來的黏液。而枯竭的池塘被這些黏液給包圍著。有兩隻絕種生物在那兒。一隻是很微小的乳齒象，另一個我忘記是什麼了。

　　從病人的夢境，Jung 正確的認定他受到腦脊液蛋白的阻礙，是由腫瘤或類似的問題所導致。他依據這些夢境圖像以及他對於象徵意義廣泛的認知，作出診斷。雖然 Jung 為這些診斷合理化的理由很難以置信，從病人的描述，很容易理解夢境所描繪的某些種類的疾病（在這個案例裡，機器需要潤滑劑）。這對 Jung 來說，表示有可能是身體哪個部分有問題，而夢境的其他部分，使人聯想到病患內在的阻礙或腫瘤。

　　Jung 的信念引導其他人在診斷疾病上使用夢境的探索。結核病人的夢

境釋放出窒息的圖像，有潰瘍的人們夢到他們的胃有洞。另外兩個治療團體中，病患在被診斷之前，他們的夢都和疾病是有所關聯的。他過去也曾研究過心臟疾病、肺部狀況、惡性腫瘤以及其他嚴重疾病的病人的夢境圖像。舉例來說，當男性夢到特定的死亡議題，很有可能是將要死亡或者是遭遇疾病的復發。

　　夢境並非是唯一可反映或釋放生理健康與疾病的圖像來源。圖畫和其他藝術表現也可以表達症狀、疾病的內涵，與健康狀態的劇烈改變。Bernie Siegel 醫生與癌症病人的工作非常出名，從透過對圖畫的觀察便可以說出很多關於病人的情況。最近的研究指出，兒童透過圖畫，可以比語言更正確的傳達頭部的疼痛，他們的圖畫提供醫生在理解和治療他們的頭痛症狀上，有所幫助。

　　在藝術治療裡，成人和兒童常會有意識或無意識的表達生理疾病。在一個我所帶領的受虐兒童藝術治療團體裡的一個小女生，在圖畫裡表達出潛意識內容，指出她正處於胃痛的復發。雖然她處於痛苦的狀態，但她並沒有談及個人症狀，反而表面上看起來似乎很冷靜及快樂。然而，令我感到疑惑的是，她一直在圖像裡畫或者彩繪一個黑色區塊（圖 8.1 和 8.2）。身為她的藝術治療師，我詢問她有關黑色的使用，但她總是笑笑說沒事，猶如再次跟我確認她很好。然而在圖畫裡，黑色的重複使用，引起我的注意，我猜測它們可能是表達出一些疼痛症狀，雖然我可以確定她沒有被身體虐待，但我知道她有目擊到具酒癮症狀的父親不斷虐待她的母親。

　　在醫生為女孩的生理狀況進行解釋之後，我非常驚訝的得知，她有十二指腸潰瘍的疾病，那通常是發生在中年人身上非常疼痛的疾病。這似乎在說明情緒壓力把小女孩給淹沒了，最後以非常疼痛的胃潰瘍表現出來。兒童在藝術表現中可能會使用黑色或紅色去表達生理疼痛，而這個小女孩使用圖畫作為疾病與疼痛的溝通管道。她覺得如果她公開抱怨胃痛的話，將會對於已存在情緒壓力的家庭帶來困擾。透過藝術語言，她勉為其難的

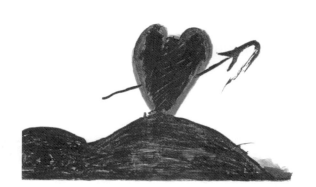

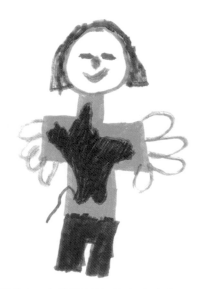

圖 8.1　中心為黑色心的圖畫，8 歲女孩所畫
（Reprinted from *Breaking the Silence: Art Therapy with Children from Violent Homes* © 1997 Cathy A. Malchiodi, Brunner-Routledge）

圖 8.2　內部是黑色的自我肖像，8 歲女孩所畫（Reprinted from *Breaking the Silence: Art Therapy with Children from Violent Homes* © 1997 Cathy A. Malchiodi, Brunner-Routledge）

表現出那些難以言喻的生理疼痛。

　　這個例子並不是指每個在圖畫或彩繪中使用黑色或者暗色調的人，就是有疼痛或者疾病的症狀。兒童和成人使用顏色去表達許多感覺和經驗，並不能因此非常篤定的去說特定的顏色、形狀或者內容，就是有特定疾病或者是生理壓力。然而，已經有大量文獻可以證明特定圖像、形狀以及顏色，是在提供有關疾病的訊號。心理治療實務研究者 Susan Bach，數十年來和疾病末期的兒童工作，注意到在他們圖畫中，揭示有關疾病與康復的

特定訊號。這些訊號包括顏色、物件的配置，或者是符號的表達。Bach同樣也觀察到瀕死的兒童，有時甚至是比醫護人員或者家人還要更早感受到死亡的逼近，而透過自發性圖畫中的符號去表達出自己的覺察。Bach的工作，強調藝術圖像不只可以表達身心狀況，也可以表達身體、心理和精神上彼此間的交互作用。

第六章有提到一位曼陀羅圖畫專家Joan Kellogg，她同樣也注意到顏色和生理疾病之間的關係。Kellogg在一些曼陀羅圖畫中觀察到，特定的顏色可以指出發炎、疼痛、噁心、胃病或者呼吸困難的狀況，在圖像中顏色的使用，不只是和強烈情緒有關，也和生理感受有關。

❧ 藝術創作的療癒力量 ❧

藝術創作的歷程，對復原或者復健者的身體康復，都是非常重要的。可以使他們學習如何去因應疾病或症狀，或者為嚴重或具有生命威脅的疾病賦予意義。如這本書稍早描述的，在健康照護活動裡的藝術，是在強調從疾病或醫療歷程復原裡所有藝術的使用情形。醫學同樣也學習到，透過藝術、音樂、律動或者寫作去表達自己的能力，可以引發對幸福的期待。甚至是可提升殘障或慢性疾病者的幸福感，強調藝術的能力可以幫助個體超越，甚至是轉化在面對生理疾病或者生理不舒服時的個人感受。

知名的英國神經學家和作者Oliver Sacks，描述藝術提供給生理疾病或者殘障人士覺醒的特質：

喚醒，基本上是一種逆轉……病人停止對既有疾病和失落世界的感受，取而代之的是去感受疾病的消失和世界的完整存在。

在藝術創作期間，人們通常可遠離他們生活中既有的疾病。他們能夠

短暫忘記生病，並覺察到生活可以是去體驗其他的事情而非只是疾病。同樣的，藝術治療的價值，正如同許多病人在他們和我的對話裡所說的，藝術創作是提供一種卓越感經驗。病人觀察到當自己投入在藝術創作的時候，通常可以克服疾病，克服疼痛，並重新體驗過去的害怕和焦慮。在藝術創作中，卓越感的特質具有治療潛力。

如果只是為了一個人投入創作性活動的片刻，那麼藝術創作或許也提供了常態性的體驗。除了轉移對疾病的注意力，藝術創作是讓體驗到疼痛或者處於虛弱症狀中的人們，分散注意力的正向方式。關節炎病人和其他有疼痛的人，通常會報告說他們在藝術創作時，對疼痛的感覺有所減少。

最後，一個生病的人通常會失去對自己或者對身體的控制感，像失去自主感一樣。住在醫院裡，他們依據醫院的規劃而生活，因而失去對時間的控制。透過媒材的提供和可自由選擇樣式與物件，或是與顏色、線條、樣式和質感的遊戲，或是選擇他們所想要創造的作品，在這些過程中，藝術治療幫助有生理疾病的人們，在他們生活中重新獲得控制的工具。

⨋ 藝術療癒 ⨑

許多藝術家使用藝術去表達有關疾病、殘障或者疼痛中的掙扎。一個墨西哥超現實主義畫家 Frida Kahlo，也是畫家 Diego Rivera 的太太，她畫有許多自畫像，那些圖畫探索並呈現她終其一生的健康問題。Kahlo 在兒童時期患有小兒麻痺症，遭受先天脊椎問題之苦，以致後來神經退化造成疼痛以及腿與腳的潰瘍愈來愈嚴重；又因為車禍，致使她骨盆和腳被輾碎的嚴重傷害。她的小兒麻痺、脊椎問題和車禍意外，造成她終其一生的健康問題和多次的手術。

在「兩個 Fridas」（*The Two Fridas*）的圖畫中（圖 8.3），Kahlo 將她自己畫成兩個：一個是穿得像新娘的 Frida，另一個是穿著墨西哥服裝。心

臟有纖細紅色的動脈連接著兩個 Frida。而紅色的血液滴落在新娘禮服上。Kahlo 的圖像，表達出一個女人表面上要去控制持續的疼痛經驗，以及強顏歡笑的表情。在另外一張圖畫裡，Kahlo 畫出她的身體被指甲撕裂的圖像，表達自己的哭泣或者是疼痛的境遇。在另外一張有名的作品裡，她把自己的脊柱畫得像一根斷裂的柱子。

藝術家 Paul Klee，因為有趣且生動的圖畫和彩繪讓人記得。然而，他

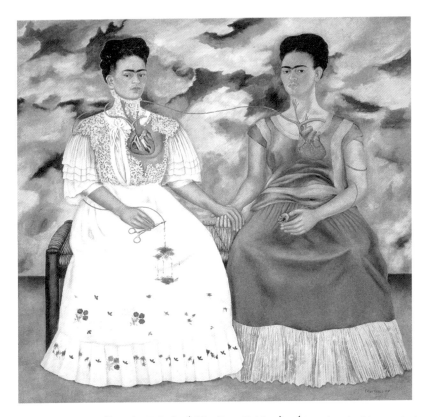

圖 8.3　Frida Kahlo 的兩個 Friads（*The Two Fridas*）（Reprinted with permission of the National Institute for Belle Arts and Literature, Mexico, Permission no. 104/98. From Museo de Arte Moderno Collection）

後半生罹患了硬皮症，那是一種愈來愈嚴重的病症，會導致皮膚和肌肉逐漸僵硬，因而他很難去創造較為細緻的圖畫。後來他有許多的圖畫表達因生病而產生的生理與心理的掙扎，Klee 為這段時間註記：「我從來沒有畫這麼多或是畫如此強烈隨性的圖畫……為了不哭所以我創作……」

Darcy Lynn 是當代藝術家，使用藝術創作去面對與因應有生命威脅的嚴重疾病。Lynn 在 1991 年被診斷出有淋巴瘤，透過繪畫找到力量與希望。她使用繪畫去探索醫療介入的經驗，例如：治療癌症的化學療法、手術以及放射治療；對於醫院以及醫療人員的印象；淋巴瘤之後對生活的調整。她描述她的經驗如下：

　　藝術家總是使用與生俱有的創造力來幫助自己處理生活的困境。我從來沒有發現過這個比我在 1991 年 4 月所受到的淋巴瘤的折磨，還要具有真實感。在我被診斷為如此的情況後，才進行了救命手術以及化學療法。

　　我花了三個星期待在醫院裡，然後有三週的釋放，接著又因未被診斷出來的肺部感染再度入院。Hickman 導管將增加的抗生素劑量注入我胸部的靜脈管裡，藉以催化抗生素和化學療法在我身上的使用。

　　我待在醫院的兩天，描繪了我自己、醫生以及過去從未看過或者探究過的圖像。我是一個愛做白日夢的人，在腦海裡總是有個影像。我發現這個影像讓我待在醫院時，可以比較安心。在我第二次待在醫院之後的六月中，我將我的想法畫了出來。除了化療或者太勞累或太虛弱的日子，不然我可以每天花好幾個小時進行繪畫。

　　繪畫使我對自己的狀況得到控制感。沒有一個人可以告訴我如何畫或者畫些什麼。醫生能控制我的身體，但我控制自己的靈

魂。繪畫提供一個創作的世界——讓我可逃離不安,並讓我能夠去表達發生在我身上的事情以及展現我有多麼的堅強。我非常幸運可以擁有來自家人、朋友和醫生對我創作的鼓勵,他們知道繪畫對我的重要性。

　　我從疾病當中學到許多,最重要的是真實面對自我。依循著熱情和強度,我持續畫出當下的感受。對我來說,淋巴瘤釋放了我整個人格,不然我的人格也沒有機會進行整合。我知道做為一個藝術家的價值。現在我更能確定,且要在其中創造一個更大的圖畫。

在藝術家 Lynn 所彩繪的「重生」(*Rebirth*)一圖中(圖 8.4),表達出她克服生命威脅的經驗。她說到:

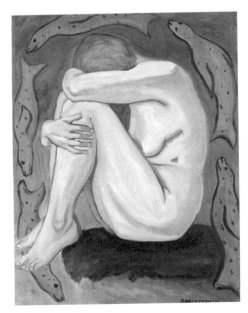

圖 8.4　Darcy Lynn 所畫的重生(*Rebirth*)(Reprinted with permission of the artist)

「重生」一圖是有關發生在我身上的癌症，所有引發出來新的、正向改變的圖畫。完全赤裸的身體和頭，有重生的感受。新奇的感受瀰漫全身，感覺像是一個小孩／女人的重新開始，非常感謝我的身體和靈魂，能夠看見生活中的美妙並得到解放。海豹悠游猶如天使飛翔。這幅畫是有關於對生命是個禮物的理解，對我來說就變成是一個正向圖像，就如同海豹變成我生存以及希望的主題。

Lynn的經驗說明了，當一個人面對生活或者死亡的意圖，藝術展現出引人注目的力量。他的圖畫表現出很難用文字表達的疾病感受。令人恐懼的疾病，有時候其中的矛盾體驗，會引發無法避免的危機和疼痛的感受。在西方文化中，雖然生病給人感覺是負面的，但藉由圖像，讓我們對疾病和生理殘缺有不同的見解。藝術幫助我們去理解和失去與健康有關的情緒和靈性層面。

❧ 創造力和健康 ❧

投入在創造藝術的歷程裡，身體上或許真的可以產生正向的改變。對於替代療法和輔助療法的持續關心，身體和心理彼此間如何接觸與溝通也出現新的注意焦點。大腦掃描顯示，創造思考的時間，會增加血液流動，許多創造性活動增加了穩定活潑的α波，促進冥想的放鬆和覺察。在創造性活動中，也增加了可活化憂鬱症狀的化學物質——血清素。醫院裡的治療性藝術方案，已經證實可以提供許多好處，包括：減少壓力、提升和症狀的溝通能力，促進血壓、心律和呼吸。

最後，創造性經驗因能夠提升大腦功能和架構而聞名，甚至應用在老年人身上也是如此。在創造性和老化上的專家 Gene Cohen，對自我表現創

作進行觀察，發現老人的確可因此增加大腦細胞的連結，包括記憶和反應。根據 Cohen 的理論，創造力改變了人們，且增加了他們的能力，為生命提供更長壽更活躍的可能性。投入像繪畫或者雕塑的活動裡，擁有正向願景，可提升免疫系統的抵抗能力，且可以消除被認為是因年紀而造成的憂鬱和睡眠障礙。

⚮ 健康和幸福感的開放力量 ⚮

　　第七章說明了藝術如何有益於對感受的表達和從情緒創傷中復原。在大部分的情境裡，使用藝術治療可幫助人們開放，並以圖畫、彩繪以及其他藝術形式將他們的想法、感受與期待視覺化。開放的目的在於幫助人們了解情緒壓力或者創傷的來源，並活化與解決衝突。

　　透過藝術表現的開放，對人們健康和幸福感也有貢獻，且分享有力的或者困擾的感受，也是對於整體生理健康有所貢獻。我們都熟悉生氣、焦慮和哀痛所帶來的壓力效果，但並沒有很清楚知道，這些感受對身體所造成的傷害，例如心臟疾病、慢性疼痛或者免疫系統失調。有關創傷經驗對人的影響研究裡，強調開放性對健康的益處，包含增加免疫力和減少看醫生的需求。

　　因為藝術可作為開放感受的方式，提供病人專業的健康照護資訊。從和不同年紀癌症病人一起工作的經驗，Bernie Siegel 觀察到圖畫對於釋放無法表達的感受和信念，是一個簡單且可信賴的方法。為了幫助他了解病人對於癌症的理解，他要求他們去創作一些簡單的圖畫，來描述自己、治療、疾病和消滅疾病的白血球，還有任何他們所選擇的額外圖像。他使用圖畫去幫助人們得以開放，或者用不同方式去討論感受和經驗分享。舉例來說，圖畫有益於病人在治療中未明說的衝突。或許有人會說，化學療法對於消除癌症是有幫助的，但在潛意識層面上，一個人或許會覺得治療像

毒藥。在發展適合病人的醫療方案時，要能夠重視這些未被理解但卻有關於疾病和醫療介入的信念、情緒和想法。

　　生病得很嚴重的人，通常對於他們的狀況有兩種解釋，一個有說出來，一個沒有說出來。說出來的是他們對於醫學診斷和治療在生理疾病上的理解的描述；另一個沒有說出來的，通常是對於疾病的個人理解。這個個人的解釋或許不是有意識的，或許和擔心、困擾、誤解、害怕，以及／或焦慮有關。這有可能要透過藝術來紓解，而非是用文字來溝通。舉例來說，一個九歲女孩，因為腫瘤而即將要進行手術，她在等候流程時表現出開心的樣子，並與她的父母以及兄弟姊妹保證所有事情都沒問題。在手術前，她畫給我的自發性圖畫中，把自己畫成一個小小的人形站在黑色人形旁邊（圖8.5）。當我要求她跟我談談那幅圖畫，特別是那個黑色的人形，她告

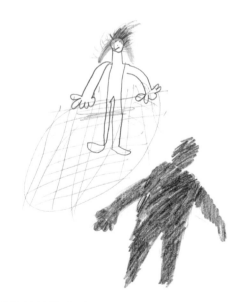

圖8.5　9歲女孩手術前的圖畫（Reprinted from *Understanding Children's Drawings* © 1988 Cathy A. Malchiodi, Guilford Publications）

訴我那是鬼。在夢裡鬼告訴她，她將要死了。雖然她的手術進行得非常順利，術後復原的非常好，這個小女孩的圖畫傳遞出她沒有說出來害怕自己死掉的部分，藝術為她無法以文字呈現的不舒服擔憂，開啟了另一個表達方式。

另外一個病人，藝術允許他表現隱而未說的焦慮。Beth 透過在生與死之間的自我圖像，來描述無法預期的、令人困擾的癌症特質（圖 8.6）。她描述她自己像「孤獨的站在世界裡」：

> 死在左，活在右，兩邊都做好準備，但我不知道該往哪條路哪個方向走。這不是和死亡的戰役，因為那是無可避免的，但或許是和活著的戰役。生與死皆需要很多的能量。兩個都是通往疼痛和困擾的橋樑。但我的腳被陷入在流動的水裡，引導我去預定要去的地方。在這之外，我看見光明和所愛的手臂，引導我回家。

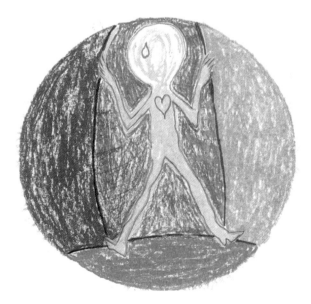

圖 8.6　癌症倖存者 Beth 的圖畫，描述她在生與死之間的掙扎

　　Beth 的圖像傳達出她掙扎在威脅生命的疾病中，開啟了游移於生與死之間的感受。她的圖像具有強化作用，並表達出心靈信念，這對她數個月以來的化學治療和放射治療是種支持。

醫療機構的藝術治療

　　藝術治療已經以各種方式使用在有生理疾病、經歷疼痛或者其他慢性症狀，也應用於各種年齡層的人在醫學治療中的手術或者藥物介入裡。使用的理由很廣泛，包括心理治療可以幫助病人處理情緒壓力，整合經驗以及表達關於疾病或者醫療程序的感受。舉例來說，在外科手術病房前，藝術治療師提供給兒童的活動，是鼓勵他們去表達感受，去探索對於身體和體重增加的覺察。諮商師使用藝術治療去幫助癌症倖存者的支持性團體，來和威脅生命的疾病進行溝通，並和其他病人分享經驗。或者是治療師使用圖畫作為放鬆練習，來幫助人們控制或克服頭痛、減少背部疼痛，或者用以想像更強壯的免疫系統。

　　藝術治療或許會被使用在人們從意外、手術或者急性或慢性狀態裡復原的復健方案中。藝術治療師會為在長期照護機構中，為受到疾病打擊或者從疾病中復原的年長病人發展方案，或者是和因意外而有整形外科問題或者腦傷的病人一起工作。治療師會設計一些藝術活動，不只是可提升自我表現以及創造力，也同時幫助病人能夠熟能生巧。下面的例子說明醫療族群使用藝術治療的方式。

醫療藝術治療師的工作

　　Robin Gabriels 同時是心理學家和藝術治療師，他對嚴重氣喘兒童或成人使用藝術進行理解和評估。他在丹佛的 National Jewish 醫院工作，深信圖畫對於這個族群是一種很重要的表現形式，特別是因為許多這種年輕病

患難以使用文字表達和病情有關的感受。

Gabriels 要求病人畫三張關於氣喘的圖畫。在第一張圖畫裡，他們被要求去畫出當氣喘發作的時候，感覺像什麼。接著，要求畫出「有幫助的或者好的環境」，無論是真的或者想像的都可以，對他們來說在這種環境中是不需要擔心氣喘是否會發作。最後，要求他們描繪「有傷害的或者不好的環境」，無論是真的或者是想像的都可以，在當中，包含他們覺得被氣喘折磨的感受。在完成每一幅圖畫之後，兒童會有機會去討論他們圖畫，他們通常可以從過程中宣洩出許多害怕、關注以及對疾病的理解。

十五歲的 Jamie 因為情緒問題使氣喘惡化，而被轉介到藝術治療裡。在她的第一張圖畫裡，畫了自己落入水底無法呼吸（圖 8.7）。根據 Gabriels 的觀點，這張圖像透露出更多關於她對狀況的焦慮、疼痛以及害怕，並將這些部分以視覺化的方式呈現。在她認為有幫助及好的環境圖畫裡，Jamie 描繪自己在一個氣球裡，那是一個可以保護她隔絕任何會引起氣喘環境的地方（圖 8.8）。Jamie 加入另外一個拿著氣球的人，Gabriels 注意到，那反映出她希望可以讓另外一個人照顧她。

在最後一張圖畫裡，Jamie 描繪一個不好的環境，是一個人獨自在山上（圖 8.9）。這張圖畫描繪出引發氣喘的事情：草地、溼地和情緒。Jamie 陳述畫中的她手握著一條蛇，那令她覺得很焦慮，而焦慮引起氣喘發作。

使用這些圖畫為 Jamie 發展一個治療計畫是非常有用的，且有益於和 Jamie 的父親解釋，Jamie 對於氣喘的理解與害怕。Gabriels 注意到畫圖的歷程可以幫助兒童處理對疾病的認識，表達他們對疾病的感受，同樣也幫忙了治療師理解兒童的經驗。

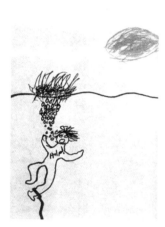

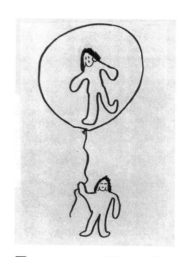

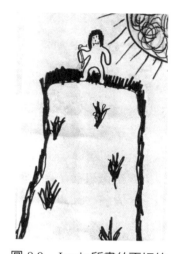

圖 8.7　Jamie 所畫的一個
有氣喘的女孩在水
底被困住，無法呼
吸（Reprinted with
permission from Dr.
Robin Gabriels）

圖 8.8　Jamie 所畫的有幫助
／好的環境圖畫
（Reprinted with per-
mission from Dr. Robin
Gabriels）

圖 8.9　Jamie 所畫的不好的
環境圖畫（Reprin-
ted with permission
from Dr. Robin Gabri-
els）

醫院裡的藝術

　　在醫療機構裡，因為認可藝術表現的治療力量，在之中使用各種藝術
形式的趨勢有所增加。在醫院裡也有越來越多的視覺藝術家，還有音樂家、
詩人、說故事的人與舞者。他們在病床旁邊和團體裡去支持病人創作藝術。
這些藝術方案或許不在於提供心理治療，但的確有治療的價值。許多方案
被設計作為提振病人士氣，並提升療癒歷程，其他則是傾向於提供藝術醫
學，這在第二章裡有描述到其哲學觀。

Tracy Council 是華盛頓 Georgetown 大學的藝術治療師，提供給年輕癌症病人藝術活動以及其他創造性的體驗。方案的目的在於鼓勵病人使用藝術活動來表達有關病情與醫療介入的感受，還有透過創造表現提供常態性的體驗。Council 鼓勵她的病人去創造病房，擁有自己創造的電話、桌上型噴水池以及壁畫，為的是幫助他們放鬆，分散對疼痛歷程的注意力。每年小兒科的藝術展覽，以兒童圖畫、彩繪以及雕塑的團體藝術作品為特色，提升病人的自尊以及肯定他們創造潛能是被承認以及被欣賞的。

醫院裡的藝術方案有許多種目的。一些方案強調與病人和他的家人互動，而其他方案，藝術美學特質的影響，是基本的考量。舉例來說，使用本土化藝術家的藝術改善醫療環境，可經由在等待室或者病患專區做展覽，使內部空間得以產生更多視覺性的歡愉氣氛。藝術家在一些機構裡設計室內的「治療的環境」——讓病人和他的家人得以冷靜與放鬆。

雖然藝術方案、展覽，特別是室內設計，並不全然都被視為藝術治療，但許多醫院使用的藝術層面，都有其療效存在。在病房區域創造藝術環境，可以增進生活品質，提供給長時間感到無聊或者復健者一些有意義的活動。在無美感的環境裡，去接觸彩繪、雕塑或者其他藝術形式，毫無疑問的可使其生活正常化。雖然治療性的環境可以讓病人和他的家人放鬆以及冷靜，可能會、也可能不會出現藝術家想要嘗試的效果，但無庸置疑地，它們的確促進了醫療機構的照護品質。

❧ 引導想像以及畫圖 ❧

引導式想像或者引導式視覺化，是經由一系列的指導，讓一個人在放鬆狀態下去想像各種景象或者事件。這部分和癌症治療與其他疾病的結合上，有越來越普遍的趨勢。或許你對各種可用來幫助人們紓解壓力、控制疼痛、戒煙或者減重的引導式想像錄音帶感到熟悉。「視覺化」（visualization）這個詞語有時候會和「引導式想像」（guided imagery）這個詞語互換，簡單的意思是指心理圖像的形成或者是有意識的圖像創造。有兩種視覺化的形式：接收，參與者發展他們個人的圖像；另一種是有程序的，個體為了特定目的對引導式想像做出回應，例如減少疼痛、症狀舒緩或者療癒。在過去數十年裡，使用想像在輔助的或傳統醫療中，是個重要的主題，且有許多研究者探究心理圖像和生理健康之間的關聯性。

　　在治療疾病或者醫療時，特別設計引導式視覺化活動，可用來引發放鬆的感受、減少壓力、活化憂鬱症、提升運動表現等。最有名的引導式想像是從 1970 年代開始，Carl Simonton 和 Stephanie Matthews 發展出用想像活動和癌症病人一起工作，設計做為治療疾病之用。放射線研究者 Simonton，相信透過心像和放鬆是有利於病患的，且規律使用引導式想像可以激發免疫系統功能，並使病人積極參與在醫療中。心理學家 Jeanne Achterburg 探究各種疾病或狀況的病人使用想像的方法，在特殊症狀或疾病上發展出一系列的視覺化引導。普遍使用在癌症病人、HIV 或 AIDS 的人、或者其他嚴重疾病患者的視覺化工作，已經為想像建立起力量與價值，並可改變身體的反應、感受以及回應等。研究指出正確使用視覺化方法，有可能為嚴重疾病患者延長壽命，且至少可減少疼痛或其他症狀的感受。

　　引導式想像被認為在各方面都是有益於有慢性或者生命威脅疾病的人。首先，想像影響態度；可以減少憂鬱、焦慮以及負面思考，引發療癒。想像所包含的放鬆技巧，可以降低血壓，放慢心跳速度，想像也可以活化藥物的副作用，包括使用化學療法。

　　藝術治療與想像使用有關，有時候引導式想像也會令人困擾。常常使用引導式想像的藝術治療師，以及偶爾使用引導式想像圖畫和病人工作的專業人員，會在使用特定任務的引導式想像之後，要求人們去創造一個圖像。舉例來說，Carl Simonton、Jeanne Achterburg 和 Bernie Siegel 要求人們將成功消滅癌症的醫療介入（化學療法、放射治療或者其他的介入）視覺

化並畫出來。許多治療師使用引導式想像法，以藝術表現的方式幫助人們放鬆、減少壓力、活化憂鬱症以及焦慮，並減少疾病或疼痛的症狀。

我使用數種簡單的引導式想像活動，和一些想要增進健康或者改善醫療介入及症狀的人們工作。每個視覺化活動之前，都有個放鬆練習，例如在第四章結束前所描述的活動一樣。嘗試這些活動之後，你或許也想要去使用顏色、圖像與感受來記錄感覺以及任何在身體上感受到的改變，將這種體驗畫出來。

使用顏色來舒緩你的症狀

想想你最喜歡的顏色或者顏色的組合，想像這些顏色在一束光線裡。在想像當中，引導這束光線到你需要放鬆的區域。如果對於視覺化喜歡的顏色有困擾，可以嘗試想像白色或者金色光線注入你的身體中，也可以嘗試選擇暖色（例如紅色）或者冷色（例如藍色）進入到身體中溫暖或者寒冷的區域。

在完成這些活動之後，嘗試將你使用在視覺化的顏色創作出一幅圖畫，或者描繪任何一種想像或感覺到的顏色。稍後章節裡提到的身體圖像樣版，你或許會想要使用它們來記錄你的顏色體驗。

想像外在的療癒資源

嘗試將需要注意的身體部分心像化（例如你的背部，如果你有背部疼痛的話）。想想你身體那個區域需要什麼，例如溫暖、冰冷或者是紓解緊張。嘗試想像此時什麼是可以有助紓解的，例如陽光、溫水或者療癒的手。舉例來說，一個肩部疼痛的人，或許會想嘗試將溫暖的日光浴以及身體穿透的部分視覺化。在心靈之眼裡，你可看見紓解的資源進入到受傷或者生病的身體部分。想像它舒緩並改善了症狀。

使用一個健康或者復原的正向圖像

想像自己在一個最理想的狀態裡，看見自己沒有任何疼痛、不舒服或擔心的狀況下，參與投入在喜歡的活動或運動中。想像沒有症狀的自己，看見自己的活躍、能量以及愉悅。生活中什麼事情讓你覺得快樂或有活力？嘗試看見自己處在一個快樂、有能量或者令人鼓舞的情境中。隨著自己的視覺化，從雜誌上選擇具有健康意涵的圖像進行拼貼（在本章稍後會提到有關健康象徵的活動）。將這些圖像貼在一張紙上或者是厚紙板上，並將拼貼掛在一個每天都可以看到的地方，並思考是什麼帶給你正向或健康的感受。

這些只是一小部分的方法，你可以用健康的圖像來激發健康和幸福感。引導式想像以及視覺化需要基本的規律練習，至少每天重複兩次，每次十到二十分鐘，會更有效果。大多數人在一天當中最放鬆的時刻——睡覺前，可發揮最大效用。創造引導式想像或視覺化的藝術圖像，可以強化你所發展出來用以提升幸福感的心像，也可以讓你深入理解想像是如何幫助療癒或者舒緩症狀。

✐ 為健康或者幸福感使用藝術創作 ✐

除了視覺化，透過藝術創作，下列活動或許對表達健康與幸福感議題的工作有幫助。

身體繪圖

媒材：身體圖像樣版、油蠟筆、彩色筆或者是麥克筆

1. 製作數個在這章裡提到的身體圖像樣版的影本（圖 8.10）。如果你

想要在較大的樣版裡工作，可以請影印店放大，或者是很簡單的，將你自己的身體描畫在大張白紙上。使用鉛筆或者黑色簽字筆來製作簡單的線條，類似書裡所提供的範例。

2. 閉上眼睛，花些時間注意身體的感受。從腳開始到身體，在心裡為所有的感受、緊繃、疼痛或者其他身體部位的感覺做註記。

3. 使用彩色繪畫媒材將身體圖像用顏色、線條或者形狀填滿（圖8.11）。嘗試自發且直覺性的去創作，不用擔心是否符合真實。你的目標是表現出對於身體的感受而非真實的特徵。或許你想要在身體圖像外圍的部分進行創作，可以使用顏色、線條以及形狀來完成你覺得需要完成的任何區域。

在完成圖畫之後，寫下一些詞語或者文字描述圖像。想想如何在身體

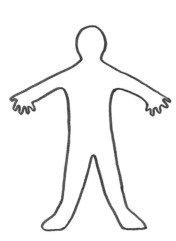

圖 8.10　身體圖像樣版

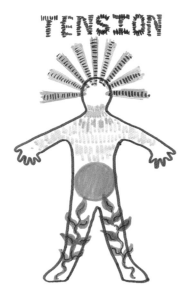

圖 8.11　身體圖像活動的例子，呈現出緊張

輪廓上使用顏色、線條或者是形狀。如果你描繪出一個特定症狀、感受、緊繃或者疼痛，可嘗試回答和圖畫有關的問題：

- 最明顯的症狀（疼痛、腫大、發癢、創傷、發炎等等）在那裡？例如，如果你身體有特定的疼痛部位，哪裡最疼痛？
- 疼痛或者其他症狀，有特定的形狀或顏色嗎？
- 在你的身體裡有沒有出現其他感受？以及你如何使用顏色、線條或者形狀來描繪它們？

許多有持續性生理疼痛與狀況的畫家，他們都會在規律的基礎上使用這個活動來探索、理解以及處理症狀。要對身體知覺、感受以及症狀持續探索，你可能要製作許多個身體圖像樣版的影本，然後每週完成一到兩個圖像。你或許也會使用這個活動與本章稍後會提及的身體圖畫日誌做連結。

健康的象徵

設計這個藝術活動的目的在幫助你認識及聚焦於可以促進你的健康和幸福感的事情上，且幫助你發展個人健康的圖像。

媒材：18 × 24 吋白紙，或者大墊板，簽字筆或者油蠟筆、拼貼材料、剪刀和膠水

1. 花一些時間想想什麼讓你覺得健康或者可以促進你的健康與幸福感。考慮到健康和幸福感有許多來源：生理、情緒、社會及精神生活方面。嘗試回答下列問題：
   - 有沒有什麼活動會讓你感覺可促進身體健康？
   - 什麼樣的感情關係，帶給你愉快或者支持的感受？
   - 在你的生活當中出現什麼樣的社會支持（教會、學校、家庭、朋友等等）？

- 你有沒有可以支持靈性面的信念？
- 你有沒有想要為生活當中的這些層面改變或者增加什麼？

考慮這些因素是如何支持你整體的健康，並寫下出現在腦海裡的圖像或者想法？

2. 使用任何一種或者所有的媒材，創造一幅會讓你覺得健康的圖像。也可以增加一些並非是最近生活才出現，但可提升整體健康或者幸福感的元素。你可以在一張白紙上創造這個圖像，或者在紙張、墊板、厚紙板上剪下一個大圓，然後使用它或將它貼在拼貼媒材上。

　　當你完成你的象徵之後，將之掛在藝術創作空間或者是家裡面你可以常常看見的地方。我看見我所帶領的藝術治療裡的許多人，為了可以強化他們所發現有關療癒的想法與經驗，在家裡或辦公室顯眼的地方懸掛他們所創造出來的健康象徵。其他人將帶到化學療法、放射治療或者醫院裡的象徵圖像，創造得像盾甲一樣具保護作用。嘗試使用象徵去強化可以讓你生活健康的圖像，以及將它作為對新圖像以及新想法出現的刺激。

創造健康的空間

　　許多有嚴重或者慢性生理症狀的兒童和成人，不只是需要辨識生活裡的健康層面，也需要去探索自我的照顧，以作為維持健康的一部分。孩子們真的很喜歡這個藝術活動，我發現成人也很喜歡，因為這牽涉到遊戲的元素。

　　這個活動，你需要塑膠製動物和其他小人偶，盡可能選一個你喜歡的動物。如果你手邊沒有，去玩具店購買一袋田園或者叢林的塑膠製動物。

媒材：塑膠製動物或者你所選的小人偶，18 × 24 吋白紙，油蠟筆，拼貼媒材，剪刀、膠水以及厚紙板箱子（選擇性的）

1. 花一些時間思考選出來的動物玩偶。注意它的特徵，想像如果它是
   實物大小會像什麼。想像這隻動物住在哪裡（叢林、農村、森林等
   等）。它會需要什麼來生存？它感覺安全或者舒服嗎？如果要有好
   的照顧或者孕育，它需要些什麼？將眼睛閉起來幾分鐘，想像這個
   環境滿足了這些動物的需求。

2. 使用各種媒材，為這些動物創造安全、舒服以及孕育的環境。使用
   動物玩偶當作真實藝術作品的一部分。使用一張白紙或者厚紙板做
   為環境的基底。使用畫圖媒材、顏料或者拼貼媒材來創造環境。

這個活動或許會花費好幾次的時間。人們通常會找到他們希望增加到
動物環境裡的元素。當完成這個活動之後，寫下對下列問題的回答：

- 對你的動物來說，什麼樣重要的事情、環境、情形或什麼樣的特質，
  是可以令其感受到安全、舒服及滋養的？
- 你如何決定要納入哪些元素？
- 有沒有任何元素是你想要納入，但是卻沒有放進去的？
- 幫助你覺得安全、舒服以及孕育的是什麼？

維 持 身 體 圖 像 日 誌

身體圖像日誌是為了創作特別有關於身體感受的圖像。為你日後使用
來創作圖像的媒材形式（圖畫、彩繪或者拼貼），選擇一本日誌本或者素
描本。特別是當你想要透過圖像去監測身體一些症狀或者狀況的時候，可
以和身體圖像活動工作好幾週或好幾個月的本子。藉由一系列樣版的創作，
並將它們綑綁成一本書。你可以用規律的顏色或形狀記錄身體感受，創作
出身體圖像日誌。

放鬆或者冥想會是身體和圖像創作工作中重要的部分。深度放鬆和冥

想對於降低血壓、心跳速度、壓力與身體賀爾蒙的程度，是非常有名的。整體來說，規律地達到放鬆狀態，被認為對於維持健康、幫助人們活得久一點、生活好一點是重要的。雖然你不一定需要用放鬆的方式來開始藝術創作，但我告訴有醫療狀況的人們，在沒有傷害的情形下，可將放鬆納入他們視覺日誌的創作歷程中。

　　一段時間之後，在身體圖像日誌裡畫出生理符號是有幫助的理由包括：首先你將會記錄你的生理感受，並觀察他們如何改變。如果是在這幾週或幾個月的課程裡，你所經歷到的慢性疾病、噁心、頭昏眼花或者其他症狀，因而有改變或者只在某些特定時間出現，這會是特別重要的訊息。數年前當我開始有慢性疾病時，我發現畫出我的疼痛以及其他症狀，在數週之後，可以幫助我去認識是什麼引發我的症狀。當我和我的醫生分享病情資訊時，也是有幫助的，可以幫忙他去找出症狀的原因。

　　Jane Berstein 是一個藝術家也是藝術治療師，使用個人身體圖像日誌的形式來記錄、認識以及處理子宮內膜異位，那是難以診斷以及治療且非常疼痛的骨盆腔狀況。在十二年的課程之後，Berstein 創造了整整 450 幅圖畫，即使在醫生對她的疾病有漏診的情形下，發現到圖像創作對她仍是有幫助的。當她在做治療的時候，她和一些醫生分享她的畫作。透過圖畫來記錄子宮內膜異位的經驗，Berstein 發現了個人疼痛的視覺語言。

　　除了有關感受或者是症狀的圖像創作，你或許想要嘗試在身體圖像日誌裡，以畫圖方式記錄夢境。我通常會問來到我工作室裡的人，特別是如果有生理疾病的人的夢境。透過注意以及記錄夢境圖像和對夢的感受，有生理疾病的人學到更多關於自身的狀況，以及在他們身體裡發生些什麼事情。舉例來說，Peter，是一個三十歲的 HIV 帶原者，透過維持夢境的圖像日誌，可以理解到旋轉和掉落的夢境，可預測他將要得到傳染病。在這些夢境裡，他看見自己遇到龍捲風，原地打轉且掉進漩渦裡。在每次藝術治療的間隔，Peter 使用我要求他所做的視覺日誌去記錄夢境圖像，發現到它

們有益於對健康狀況的監測。

　　將生理症狀畫出，能產生控制感，而非是在疾病或者狀況中所感受到的痛苦。一個健康或復原的重要預測指標，是可以感覺到一個人有內在控制感的能力。使用日誌去探索以及表達疾病、醫學治療或者症狀的經驗，並無法使精力、自主或健康完全恢復。但定期的使用日誌，可以有助於內在能量、能力的支持感以及掌握感。

　　最後，在你完成日誌中每一幅圖畫之後，思考任何一個或者下列所有的問題：

- 如果你可以和你的圖像說話，它會跟你說什麼？
- 有沒有什麼是你的圖像想要做的？
- 如果你有特定的症狀，例如：疼痛、發燒或者其他不舒服，它感覺如何？你使用什麼顏色、線條、形狀或者主題來描述它？
- 你不喜歡關於症狀或者疾病的什麼？你喜歡關於它的什麼？
- 什麼顏色、線條、形狀或者內容，會讓你的症狀或者疾病感覺好一些？嘗試創作額外的圖畫來描繪這些元素。

　　在危機時刻所創造的藝術，可以是非常有力量的，且具啟發性或令人不可思議的。聯結你和其他來自於治療師、醫療人員或者支持團體的情緒援助，是很重要的。在下一章節的主題中，會提到支持性團體，那會是一種探索藝術創作和創作歷程的療癒力量。

❾ 藝術治療團體：
一起畫圖

　　藝術創作通常是單獨的活動。當你在思考藝術創作的時候，通常會想到的是在工作室裡與世隔絕的單獨工作。因為藝術創作是個人興趣與個人的活動，通常自然而然就會被視為是一個人獨自在創造作品。

　　然而有史以來，藝術有可能是一群人一起製作出來的。治療儀式通常與個人社群或者是團體的支持與表現有關，一般會牽涉到某些經驗的圖像。舉例來說，納瓦伙族印第安人為了特定目的創造裝飾性的沙畫，歷程的其中一部分是家人和朋友一起見證參與這件事。視覺物件和圖像，通常被團體使用來作為與榮耀、紀念或者與死者及值得記憶的經驗貼近的方式。或許你記得「辛德勒名單」（*Schindler's List*）的結局，倖存者和他們的子孫要求立碑，每一個人在墓碑前遺留一顆石頭。另一個有力的例子是 AIDS 紀念拼布，說明人們如何使用藝術去表現悲痛和失落的感覺，就好像是去創造他們所愛之人的視覺遺物。

　　藝術治療活動通常會出現在團體中。許多醫院有藝術治療方案，或者藝術醫療方案，提供機會給一群有精神或者生理疾病的人創作藝術。在診所、社區機構以及庇護所裡，也常提供藝術治療團體給各種個體，包括創傷倖存者、酒癮或藥物濫用的人，或者有像癌症和 AIDS 這些嚴重或具生命威脅疾病的人，這些方案多是由藝術治療師、心理學家、社工師或者諮商師所帶領，而有些個體則是受到駐地藝術家的引導，這些藝術家為病人

發展與建構了藝術工作室。

　　會有許多藝術治療出現在精神醫院機構的團體裡。在團體裡，人們通常會個別和他們的藝術品工作，不只是在自發性或非指導性的情況下去進行藝術創作表現，有些人是在治療師的引導之下，圍繞著一個主題或想法去創造藝術作品。

⁓ 藝術治療團體的治療潛能 ⁓

　　自行創作的藝術，是令人滿足的、具療效的以及具療癒性的，而團體內的藝術創作提供了一些特別的特質。因團體工作而受到尊重的心理學家 Irving Yalom，相信團體中有一些治療性的因素，其中一些如下所示：

- **希望感注入**。團體藝術治療牽涉到要成為支持性社群中人們的一部分。團體的經驗具有支持性與分享的感受，特別是當團體成員和克服或者解決問題的正向經驗連結時，以及談及關於從創傷、失落、疾病、家庭衝突或成癮中復原的個人經驗，自然會注入希望感。
- **人際互動**。團體提供社交互動的機會。更重要的是，它們提供和健康與幸福感有所關聯的社會支持。在團體中創作藝術，透過團體作品或者透過在歷程中分享藝術創作，可連接團體成員彼此間的感受。
- **普同性**。團體呈現參與者間有相類似的問題、擔心以及害怕，還有人們相似的經驗多於不同的經驗。當經驗是普遍性的，可以想像人們或許也會創造出普同性意義，但是是以非常個人或者獨特的方式呈現。分享共通的象徵或者經驗，是藝術治療團體一個重要的功能，且透過溝通和相互關心的交流，可以減少疏離感。
- **情感宣洩**。如同個別藝術治療，團體工作宣洩與表達痛苦的感受和經驗時特別有幫助。報告指出，在支持性團體中的情感宣洩，對於

克服喪痛、創傷事件與分享焦慮、害怕、憂鬱以及其他導致悲痛或者失落的情緒是有幫助的。

- **利他性**。團體治療強調幫助另外一個人渡過艱困的日子。這個利他的意義,對於一個給予幫助的人來說,如同收到幫助的人一樣,有治療的因素。藝術治療團體藉由提供創造性的活動,鼓勵成員彼此間支持,讓人們以正向有幫助的方式進行互動。

治療師或許會透過藝術體驗,利用其中一個或者所有的療癒性潛能,並將這些治療性特質應用在藝術治療團體裡。

藝術治療團體以各種型態存在著,其中有兩種基本的形式:藝術心理治療以及藝術工作或者開放性藝術團體。許多團體混雜著兩種哲學觀,通常是依據團體成員的需求、體驗的目標,和團體的內容與設定。

❧ 藝術心理治療團體 ❧

藝術心理治療團體,通常設計用來幫助人們表達感受、問題或衝突、以達到覺察、解決苦痛情緒或者經驗。在 1960 年代即出現藝術心理治療團體,幾乎和其他受歡迎的團體形式在同時出現。他們或許較強調團體中個別的藝術創作經驗,但透過藝術活動,團體成員彼此之間的團體動力、互動與溝通有更多的聚焦。

在藝術心理治療團體裡,治療師通常扮演主動的角色,並界定主題和方向,設計有特定主題的團體藝術活動。這些通常是依據治療師對參與者的觀察,以及參與者被認為需要去探索的部分。舉例來說,會要求團體成員進行確認想要透過藝術探索的問題或主題是什麼。在我當藝術治療師的時候,和一個乳癌支持團體工作,參與者想要去探索溝通對於癌症的醫療議題,以及對她們身體的影響。因為腦海裡有這樣的想法,所以我們發展

出一個八週的藝術治療支持團體，每週見面一次，大家都參與在我和這些女性所共同發展出來的藝術活動中。每一週藝術創作和討論的焦點都有不同的主題。這個主題包括過得好好的（製作健康的象徵）、醫院生活（創造團體壁畫來描述待在醫院的生活）、在癌症之後的身體意象（設計實際大小的身體圖像，來探索乳房切除後的想法和感受）。藝術治療團體使用的主題，對於參與者來說提供了一個藝術創作和架構的焦點，且使團體更有凝聚力。

藝術心理治療團體通常由特定族群所形成。舉例來說，有可能遇到一個藝術心理治療團體，成員的組成可能是子女有嚴重疾病的父母、從酒癮中復原的人、被配偶毆打的婦女、受虐兒童或者是有行為問題的青少年。一些藝術心理治療團體或許會被視為支持性團體，例如提供給有 HIV 或 AIDS的病人，或者哀痛失去親人的人、酗酒者的孩子，或者乳癌倖存者。

有些藝術心理治療團體，重視透過藝術創作分享時的團體成員互動。當參與者投入在藝術創作中時，這個團體就會聚焦在對其他人的行動和情感的反映，鼓勵成員回應其他參與者的藝術作品。藝術治療師使用這個取向，幫助團體成員辨識偏頗的觀點或者成見，了解人際信念、行動和其他個體的互動模式。在這章稍後會描述到家族藝術治療（family art therapy），使用許多和互動性藝術心理治療相同的原則。

藝術心理治療團體是有時間限制的，亦即在特定次數的聚會時間裡定時碰面、一整天密集式的，或者只有一兩次的聚會。在醫院裡，團體可能可以定時碰面，但參與者可能會有所改變，因為人們在機構來來去去很頻繁。團體可能會依據內容、團體方案以及參與者，形成從一小時到三小時不等的不同聚會時間長度。

許多藝術心理治療團體依循相似的模式，包括開放性的討論、體驗性的歷程，以及體驗之後的討論。在階段的初期，治療師會介紹團體的主題或者活動。有些參與者會使用這個團體時間，在治療師的協助下，發展出

引導性或者體驗的工作主題。在非指導式的團體裡，參與者在持續的方案中工作，例如彩繪、繪圖、混合媒材或者是建造物品等。

在藝術心理治療團體中期，參與者對主題或者方向性創作回應的圖像（例如「畫出可代表你自己的動物」，或者「創造健康的象徵」）。在一些情形中，治療師為團體成員設計可以共同進行藝術創作的活動體驗，而非只是個別的圖像創作活動。舉例來說，提供成人團體一大張圓形圖畫，並要求去想像那是一個世界，他們可以將什麼東西納入圓形裡。接著配合治療師的引導，團體一起工作，選擇圖像放入圓內或者在圓形裡畫圖，用以代表跟這個主題有關的想法。

在這個藝術活動之後，通常會有個團體討論，每個參與者會去談論在歷程裡與所創作的圖像有關的部分，或者分享對於團體體驗的印象。如果有一些特定的團體主題，參與者或許會討論和這個有關的作品主題。

對治療師和參與者而言，共同創作的藝術作品，例如大張圖畫或者壁畫，有助於團體動力的理解以及探索。團體情境會自然的發展出溝通、互動、協商以及其他交流形式的機會。治療師會選擇性的去說明一些發生在藝術活動裡的團體動力，例如誰扮演領導者角色、誰引導這個活動、團體如何一起工作等。參與者也會表現出共同創作藝術時，所做的決定的感受，以及討論已完成的工作內容。

倖存者以及受性侵兒童的藝術心理治療團體

在兒童時期曾受到性侵的倖存者，數年來通常掙扎於創傷所帶來的影響中，甚至到了成年期依然如此。他們經歷困難情緒，包括憂鬱症、創傷後壓力症候群（PTSD），或者是一些反應，例如焦慮、害怕、夢魘以及無助感。許多性侵倖存者不記得自己被壓抑住的受虐經驗。在前面章節我所描述的Carla，就是在兒時受到性侵，但不記得被性侵的細節。從青少年開始，原始創傷的記憶和夢境就不斷重複出現，因此她開始畫出記憶的圖像，

並重新蒐集兒童時期性侵的記憶。

在這個特殊的團體裡，性侵倖存者成員主要為三十二到五十四歲的女人，目前正治療焦慮、憂鬱以及其他因早期性侵未竟事物所造成的艱困情緒。在社區精神健康中心團體規律碰面，共進行八次，每次九十分鐘。這些兒童時期受到性侵的女性來到中心作諮商，被詢問如果願意的話，可以參與藝術治療團體（除了她們定期的諮商外），來探索被性侵的感受以及經歷。團體成員都沒有參加過藝術治療，但她們想要將它當作是支持團體的一部分，可以和一些較年長且有相似經驗的女性，去表達以及討論和童年時期有關的議題。

許多藝術治療團體沒有每週的固定架構，因為參與者的需求以及團體的內容決定了每週導向以及所發展的主題。心理健康機構依據這些女性心中的總體目標做主題設計。這個主題可包括透過顏色和形狀來表達感受、家族史圖畫的創作（關於一個人出生和成長的家庭）、創造安全的空間，以及探索對於加害人的感受。因為團體有時間限制，而團體中的女性只有一點點和藝術工作的經驗，甚至是完全沒有經驗，因此團體中會提供一些簡單的媒材，如簽字筆、拼貼媒材，以及油蠟筆給這些女性（見圖9.1）。

對那些童年時期受虐的倖存者而言，是不可能為一週接著一週的藝術心理治療團體提出完整的描述。在藝術治療歷程裡對這些女性的觀察，強調團體藝術治療的重要性以及價值。在一開始，要分享是很困難的，但藝術創作讓多數團體成員覺得歷程被簡化了。好幾位女性覺得藝術對她們格外有幫助，因為在兒童時期，她們被告知不要去談論這些受虐的經驗，要用一種比較安全的方式來溝通這件事情，因而數年來，被當作是個祕密來維持著。一些女性覺得藝術活動，讓她們開啟了兒童時期正向的部分，例如遊戲、經歷以及創造支持性環境的能力。早期經驗裡，這個部分早已被丟棄以及遺忘，取而代之的是未竟事物裡的記憶和背叛。

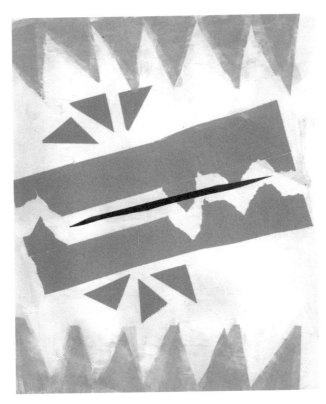

圖 9.1　憤怒（*Anger*），兒童時期性侵倖存者的感覺拼貼

　　和團體藝術創作有關的遊戲和創造力，讓團體成員彼此之間產生友誼與真誠的氛圍。鼓勵團體成員從事共同工作的活動，拉近許多成員和其他人之間的距離。因為掙扎於受虐的創傷記憶中，而有被家庭和朋友隔離的感覺的女性們，為她們減少疏離感受是非常重要的面向。

　　特別出現在這個團體裡的兩個療效因素為：從其他有類似生活經驗的人得到社會支持性的影響，以及藝術可作為表達創傷和感受的方法。團體結束時，這些女性覺得和其他有相似經驗的人分享圖像，強化她們並不孤單的感覺。藝術協助她們表達難以談論或者描述的感受或記憶，特別是她

們對於施虐者的感受。

⊱ 使用在團體藝術治療中常見的技巧 ⊰

許多團體藝術治療技巧，被治療師用在鼓勵參與者彼此之間的交流，及激發和觀察團體成員間的互動。大部分的團體藝術治療活動，都是團體繪畫、彩繪或者是拼貼以及雙人圖畫。

團體繪圖、彩繪或者拼貼

治療師可能會要求團體去創作一個聚焦在特定主題上的圖像，或者是讓團體去選擇自己藝術創作的主題。舉例來說，團體會被要求去創造相互連結的壁畫，參與者可以在其中描繪代表他們的動物，或者是創作團體拼貼來描繪「完美世界」（圖9.2）。緊接在團體對於圖像的討論以及團體動力成員間的觀察之後的藝術歷程，被當作團體互動的催化劑。

雙人圖畫

Dyad這個字簡單意思是指「兩個」，雙人圖畫是兩個人在同一個空間裡一起畫圖。在與兒童的工作中，我有時候會和兒童在同一張紙上工作，或者要求母親和她的孩子一起工作，如此我可以觀察他們的互動。有時候，我會要求兩個人無聲的在同一張紙上工作，這個是鼓勵非口語的紙上「對話」。在完成雙人圖畫之後，治療師會要求參與者去談論他們在活動中的想法以及感受。除了畫圖，雙人活動可以是彩繪、雕塑、拼貼或者一起建立什麼東西。

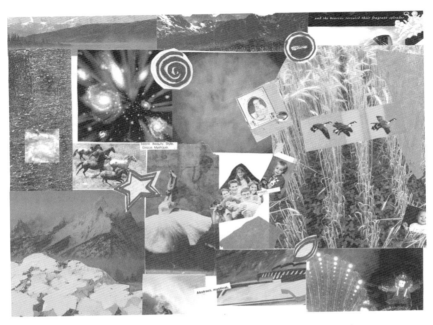

圖 9.2　團體貼拼──完美世界（*Perfect World*）

☙ 家族藝術治療 ☙

　　你或許會感到驚訝，在團體架構下，家族藝術治療是和父母、伴侶以及兒童一起工作很普遍的方式。家族藝術治療從藝術治療和家族治療領域中發展出來，因為家庭本來就是一個團體，因此家族藝術治療和其他藝術心理治療團體很類似。家族藝術治療起源於 1960 年代和 1970 年代，藝術治療師 Hanna Kwiatkowska 使用一系列的藝術活動，來評估家庭互動以及辨識家庭成員間的共通主題，他在國際心理健康機構（National Institute of Mental Health）和家庭工作時，引導家庭成長，發展家族藝術治療技巧，而大約在此時，家族治療普及美國各地，且成為一種受歡迎的治療方式。

　　幫助家庭時，使用家族藝術治療去探索下列任何一種或者所有的內容：家庭成員間的互動和溝通模式、家庭根本的議題、過去家族史、家庭或者個別家庭成員間近期的問題。藝術治療提供給家庭在溝通和表達上的新體驗，且提供機會讓治療師去審視家庭成員和其他人如何去互動以及解決問題。當面對新的狀況（在這個案例裡，一起創作圖畫），家庭或許會以他們一般反應新經驗的方式來做出回應，並說明他們如何互動以解決問題或者做出決定。有關他們圖畫內容的圖像和敘說，可使家庭每位成員在感受和彼此之間的互動上有所覺察。

　　家族藝術治療也被使用在各種情境裡。一般來說，家庭通常會帶著被認為是病患的特定成員，來尋求治療的協助。大家會認為這個病患為整個家庭帶來困擾或製造問題，事實上整個家庭也的確覺得挺困擾的。舉例來說，家族藝術治療會和家庭共同處理有障礙的成員、末期病童、酒癮患者或者是有困擾的成人。在每個案例裡，使用藝術治療探索家庭成員對被認定的病人的感受如何、每個人對問題的看法如何，以及每個人對解決方案的設想為何。

　　和家庭成員使用藝術治療的好處在於，它的能力可以提供全部家庭成員有合適的表現和溝通。舉例來說，兒童害怕或者對傳統口語治療或者諮商沒有興趣。藝術表現提供他們參與治療發展合宜的方式，因為藝術對兒童來說是一種很自然的表現方式。在下面的例子中，這個家庭想從家庭暴力中恢復過來，透過藝術，姊弟倆能夠有效的來溝通他們家庭暴力的經驗，並做為一個家庭參與在經過設計用來幫助克服創傷和失落的有意義的活動中。

家族藝術治療師的工作

　　有九歲女兒和五歲兒子的年輕媽媽Nora，在結束她十年之久的婚姻之後，於當地心理健康中心接受門診治療。她經歷先生的虐待，最近因為拒

絕動流產手術，Nora和先生之間發生暴力爭吵而被警察拯救。先生揍她而且掐她脖子，踢他們的孩子並要他們離開。他們的兒子嘗試用玩具刀保護他媽媽，女兒則是打電話給911。在這個暴力事件之後，Nora要求心理健康中心給予她和孩子協助。

Shirley Riley是藝術治療和婚姻家族治療師，使用藝術表現來幫助家庭渡過創傷以及正在進行中的離婚悲痛。父親拒絕成為治療的一部分，他和孩子的接觸也僅止於短暫的拜訪。數個月以來，治療包含了家庭成員在經歷離婚與暴力經驗的失落表達，以及在婚姻結束之後重組的家庭角色。家族藝術治療的目標包含增加Nora和孩子間的溝通，以及幫助他們適應失去丈夫和父親的感受。

在工作數個月之後，治療師要求家庭選擇一則他們最喜歡的寓言故事，然後進行創作。Nora和孩子決定用小紅帽這個故事。使用黏土和連接的紙張，創造一個森林裡小紅帽的景象，他們重新編纂故事內容包括以小紅帽為中心、祖母在家門口的通道上、大野狼在狗屋裡，以及獵人勇敢保護祖母的圖像。Nora 觀察到她被認為是「知道危險還愚蠢進入森林」的小紅帽，女兒創造祖母和大野狼的圖像，兒子創造拯救祖母並殺掉大野狼的獵人，如同這個男孩勇敢的帶著他的玩具刀，衝入危險拯救母親一樣。

這個任務讓家庭以隱喻的方式，重新接觸原始暴力事件中每個人扮演的角色，也給家庭一個機會去修改他們選來與個別需求相符合的寓言故事，提供了一個安全的方式來探索暴力寓言的結局。治療師透過小紅帽的故事來做出修改的建議，並利用寓言故事作為沒有威脅性、間接的方式，來探索生活中的創傷。Nora和他的孩子能夠利用簡易的媒材，重新安排故事的角色，以及透過藝術連結他們個人的故事與感受。同樣透過大野狼的角色，讓他們有機會以安全的態度去面對施虐者（父親）。在這個案例裡，將父親放入歷程中，會是不愉快的，因為他會引起家庭內的恐懼，也違反法院對他的禁制令。然而，透過藝術，他可以安全的轉化為治療的一部分。

　　在接下來的治療裡，Riley要求Nora和孩子去創造他們想要從一個「好男人」得到什麼的圖像，這個意圖是幫助家庭成員去探索他們對於一般男性的感覺。為了催化這個歷程，治療師在六呎長的紙張上畫一大張人的輪廓，並要求 Nora 自己和孩子選擇各種拼貼圖像，擺放在人像上。也鼓勵Nora和孩子在人像上寫下陳述；幼小孩童是由藝術治療師代為文書寫作。透過這個活動，在紙張上出現想像中的新伴侶以及父親。

　　在這個案例裡，家庭使用健康、正向的圖像，例如愉快且處於放鬆活動裡的家庭圖片來填滿人型輪廓。除了辨識理想伴侶和父親的組成特質外，這個活動讓治療師觀察到母親如何和孩子一起工作以做出決定並分享想法，Nora保有負責的成人角色，也加入個人的需求，這部分對孩子們圖像的選擇是有幫助且豐富的。他們也能夠討論他們選擇略過的行為或特質，因為過去的婚姻使他們變成不快樂的家庭。這個層面對於治療師去理解他們的家庭是特別重要的。如同所指，他們創造出的男人明顯和他們略過的暴力男性是不同的。

　　在最後的階段裡，治療師要求每個人去創作一幅圖畫，是有關於一年後事情會是如何、十年後事情會是如何，諸如此類。Nora和她的孩子表達並面對他們所經歷的創傷和失落的議題。他們現在已經準備好往前進，計畫未來建立新的家庭。在Nora的圖像裡，她建立了未來的目標，包括和孩子們尋找新的家庭生活，不要活在過去。在治療的觀點裡，創造未來圖像的經驗，是幫助家庭透過不同的角度去覺察他們自己，這可以增加自我和未來的正向感受（見圖9.3和9.4）。

　　像這樣的案例，家族藝術治療顯然是一個長期的歷程，而拼貼或者圖畫並不能立即解決複雜的議題。對Nora和孩子而言，藝術的使用為單單使用語言而有困難表達出來的想法，提供數種重要的表達方式。透過團體參與中任務的使用，治療師藉由觀察很容易發現他們如何溝通、分享想法、計畫以及執行藝術活動，以了解家庭的互動。最後，透過以使用隱喻或視

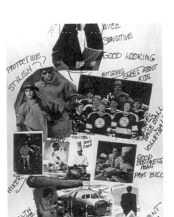

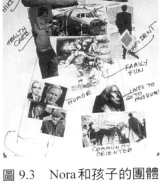

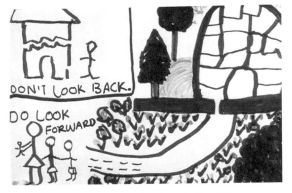

圖 9.3　Nora 和孩子的團體
　　　　拼貼──理想的伴
　　　　侶／父親（*An Ideal
　　　　Mate/Father*）

圖 9.4　Nora 對於未來的目標

覺圖像的間接表現，舒緩了他們談論創傷經驗的一些壓力。

❧ 家族藝術治療技巧 ❧

　　在多數的案例裡，家族藝術治療師依據他們的需求和治療的目標進行
任務設計。在剛剛所描述的案例，Riley 發展藝術任務來幫助 Nora 和孩子
探索家庭暴力、創傷、失落和重塑的議題，以及在離婚後他們的家庭重組。
有一些常見的家族藝術治療技巧，治療師和家庭工作時會使用來評估家庭

成員的溝通，幫助他們解決問題，或者鼓勵創造性思考。

無口語的團體藝術工作

藝術治療師 Helen Landgarten 所謂的無口語的團體藝術工作，是指要求家庭成員在活動中選擇一個夥伴，一起在一張紙上創造連結性的圖畫。舉例來說，四人家庭中（父母兩個、兒子兩個），母親和大兒子是一組，父親和小兒子是一組。告知每一組在不交談或不給訊號的情況下創造圖畫。在他們完成圖像之後，參與者會互相交談，為他們的圖畫想出主題。

家庭圖畫或者拼貼

這個任務是給予家庭一大張的紙，他們可以在上面一起畫圖或者拼貼，這個任務可以是無語言或者是有語言的（意指允許或不允許家庭成員在歷程中交談）。治療師可能會分派一個主題，例如「畫出你們一起住在一個島上」。治療師會引導家庭在團體工作中去畫圖或者拼貼，通常詢問這些家庭在完成圖像之後對於這些體驗的印象為何。依據內容以及藝術活動的目的，治療師會去強調對圖像的內容和意義，或者家庭成員之間的歷程以及對家庭動力的理解。

家族圖

家族治療通常表達出個別家庭成員和其他人的互動與連結。家族治療師通常詢問個體或者家庭關於他們的家族史，包括誰跟誰住在一起以及家人的關係。家族圖習慣用視覺化的方式來記錄家族三代間成員的資訊，以建構出家族樹。家族圖通常可以正確的提供家庭模式的面貌，幫助家庭和治療師了解配偶、父母與孩子間問題的來源。

傳統的家族圖使用簡單的形狀去表示家庭成員；圓形代表女性以及正方形代表男性，使用簡單的線條來表示配偶和子女之間的關係。家族藝術

治療師幫助個體或者家庭建構傳統的家族圖，或者鼓勵他們使用圖畫或拼貼媒材，去製作創意性的家族圖（圖 9.5）。舉例來說，個體或許會選擇親自挑選的色彩和符號來代表家庭成員以及關係。這個目的不只是建構可描述家庭成員和家庭動力的家族樹，也同樣使用來創作代表父母、手足以及親戚的個人象徵，這部分可透露出許多潛意識信念和期待。

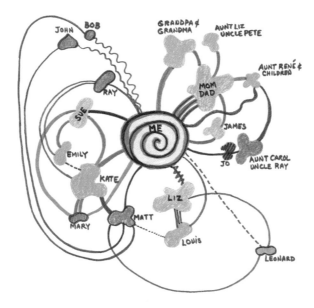

圖 9.5　「創意」家族圖的例子

✥ 藝術工作室或者開放性工作室團體 ✥

　　相對於藝術心理治療團體或者家族藝術治療，藝術工作室和開放性工作室團體，提供不同種類的藝術治療體驗。人們去到藝術工作室，通常期待成為藝術家而非病人——藝術家利用藝術創作的性質，作為一個自我表現、探索以及療癒的歷程。

　　藝術治療在醫療機構有其淵源。在 1940 和 1950 年代，透過治療性藝術工作，提供藝術治療給住院病人。這些藝術治療團體看起來和學校藝術工作室或者成人教育課程非常相似，多數藝術治療師是跑班教授工作室的課程。病人可以來來去去參與這些課程（因此，被命名為開放性工作室），有課程和治療師出現的時候，就可以在藝術治療工作室裡工作。

　　這本書稍早有提到，Kansas的梅寧格診所（Menninger Clinic）是提供病人藝術工作室的第一個機構，且把藝術當作治療方案的一部分。藝術被認為是診所內治療的重要部分。團體的病人可以參與工作室的藝術課程或者活動，並被鼓勵去創作圖畫、彩繪、雕塑以及手工藝，作為復健的一部分。藝術創作被認為具有澄清與幫助病人去表達內在衝突和覺察復原的功能。

　　一些藝術治療師覺得藝術本身最重要的部分是，藝術創作是在沒有語言的情況下去表達、發現與認同，以達到覺察的歷程。因為藝術治療的藝術性表現，與非語言的溝通有關，較少強調傳統的口語治療，而更多的部分是使用藝術歷程去揭露和發展意義。

　　許多以工作室為基礎的藝術治療課程普及美國，其中有許多很有名，將會給你一些不錯的想法是有關於為什麼藝術工作室或者開放工作室團體具有療效性。

原生藝術工作

　　如我之前第二章所討論的，在麻薩諸塞州的 Lynn 城，原生藝術工作（Raw Art Works, RAW）是有獨特背景的藝術治療方案，提供給危機兒童、成人以及家庭的社區基礎方案，使用工作取向來進行藝術治療。提供市區內的青少年有機會以各種媒材去創造，包括彩繪、版畫複製、拼貼（如你在圖 2.4 以及現在圖 9.6 所見）、雕塑和電影表演的電影製作。原生藝術工作的藝術治療師使用視覺藝術，不只是幫助個體去表達他們自己，也是一

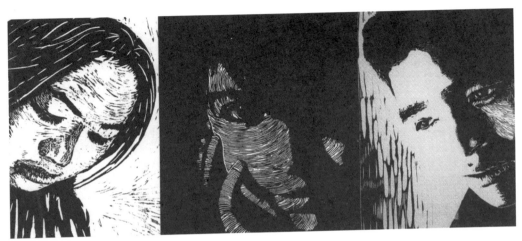

圖 9.6　麻薩諸塞州的 Lynn 城的 Raw Art Works 方案參與者的版畫製作（Reprinted with permission of RAW Arts）

種將人們聚在一起的方法，可增進對街頭暴力、物質濫用和貧窮的探索。在 RAW 的年輕藝術家，透過觀察為方案和他的體驗作總結：「當我走出電梯走進原生藝術工作的時候，非常感謝有這樣的地方，可以讓我享受在其中……可以分享我的感覺，而且感覺被接納。」

　　原生藝術工作對於年輕藝術家有深遠的影響。許多原本參與這個藝術方案的年輕人，後來變成其他青少年或者幼兒的良師，將他們分享創意表達的熱情，作為一個轉化生活的正向方式。方案對於許多 RAW 的藝術家而言，變成是成群結黨的替代性選擇，而這些年輕的良師多數都待在學校，其中 80%的人申請去大學工作。

透過藝術的治療中心

　　從 1967 年開始，俄亥俄州克里夫蘭透過藝術的治療中心提供院內藝術治療工作室給醫療病患以及身體殘缺的人，而它是美國最古老的方案之一。

衛星方案同樣也提供獨特及創新的社區基礎藝術治療方案工作室給那些有神經障礙、憂鬱症、自閉症、腦傷或者脊柱受損的人。機構強調藝術中心取向的治療以及提供開放性工作室給病人參與，鼓勵他們在工作室開放時間內不定時的造訪，且歡迎家庭和朋友在病人旁邊參與或者他們親身參與。這些團體工作室的焦點，在於獲得個人的覺察，如果病人需要幫助或者要去增加藝術表現，同樣的也會被教導藝術技巧。通常藝術治療師會使用圖畫、幻燈片以及其他媒材的實地示範來引發動機。這本書稍早描述的「輪椅藝術——轉向健康」，就是這個中心所提供許多特別的方案之一。

　　藝術治療師和創建者Mary McGraw注意到，一部分透過藝術的治療中心內的藝術工作室，強調每個人創作歷程的獨特性。藝術治療時間聚焦在團體狀態中的兩個區塊。治療或許聚焦在創造性藝術的表現，以鼓勵體驗、學習新資訊、發展動機以及認知技巧；或者透過藝術創作引發創造性思考。鼓勵病人接觸媒材和設備，可對工具或者方向獨立做出選擇。治療或許聚焦在藝術的表現體驗、刺激感受的討論，並促進社會化、溝通以及和其他人的互動。舉例來說，團體藝術治療結束的時候，參與者或許會分享關於藝術體驗的感受，和對他人藝術作品的回應，在治療師的引導下引發團體成員互動和社會化。

　　我如同門診病人一般參與在藝術工作室裡的成人小團體，每週聚會一次。這個特別團體的設計環繞著藝術歷史，每一週有一個不同的歷史時間，被使用來當做團體的主題。我所參與的這個活動是關於埃及藝術。藝術治療師分享一些那個年代的彩繪、雕塑、牆壁浮雕作品以及建築物。在簡短的介紹和討論之後，分派任務去創作使用在與古老埃及法老王很像的葬禮面具圖像（圖9.7）。因為團體在可以畫圖、彩繪以及進行拼貼的藝術工作室裡進行，我們可以選擇任何一種媒材去創造面具圖像，每個人可以為自己的圖像工作超過一個小時，然後展示在牆壁上，讓團體可以回饋以及討論。藉由藝術治療的引導，每個人描述自己的圖像，並回應製作面具的歷程。

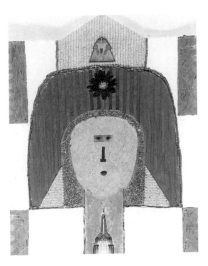

圖 9.7　作者在克里夫蘭大都會醫院藝術治療方案裡的埃及面具

　　在藝術工作室裡的藝術治療團體,有許多不同的主題和目的。我所參與的門診病人團體也有許多目標。第一,心理教育目標,不只是治療性的,參與者同樣也學習到關於藝術歷史以及如何使用藝術媒材的工具。第二,在開放性藝術工作室裡,非常強調自我表現以及創造力。藉由藝術治療師的幫助,團體成員去選擇媒材、設計和納入圖像的元素。最後,鼓勵成員在歷程裡或在最後的討論中互動。每個人有機會去分享關於圖像的資訊,以及去回應其他人所創作的圖像。

　　藝術工作室強調一些工作室裡藝術治療團體的重要元素。在工作室裡和他人一起工作,有共同合作的元素,甚至你和你自己的作品工作時也是如此。不可能不和其他人或者他們的藝術表現互動,來自其他藝術家的社會支持是藝術工作室(Art Studio)和其他透過藝術的治療中心方案重要的核心,且也證實了團體工作的療癒潛能,具有創意的去製造在人們生理和情緒生活裡的正向改變。

開放性工作室方案

　　開放性工作室方案（The Open Studio Project, OSP）1991 年創建於芝加哥，目前位於伊利諾州的 Evanston，具有創作藝術的意圖，並成為一種服務。它的理念強調對個體創作的尊重，以及可以找到創造力、個人意義的信念，也同時促進健康和整體感。開放性工作室方案的原創者，是藝術治療師 Pat Allen、Deborah Gadiel 和 Dayna Block——依據他們的信念來創造方案，認為藝術超越年齡、階級、性別以及背景的差異性。在 OSP 裡，藝術治療師藉由陪伴參與者創作藝術，提供典範和引導。

　　各行各業的人參與在開放性工作室方案密集式的一週工作坊裡。開放性工作室可用來鼓勵來自醫院、社區機構或者公司的病人，使用開放性工作室方案中透過藝術的創作經驗，來做為雇員保持健康和幸福感的空間。師友計畫讓開放性工作室方案的參與者在長期環境下可使用藝術來達到個人成長；同樣也有每週造訪和在工作室裡創作藝術的機會。

　　在開放性工作室方案裡，有機會可以去分享個人的工作，擁有個人創造時來自其他人的觀點，以及去發現藝術表達如何對於個人的健康和幸福是有益的。我出席並順道參與初期開放性工作室方案的工作坊，我和提供給參與者的豐富媒材一起工作。有許多和這些藝術家互動的機會，以及可以在自己圖像及歷程上工作。開放性工作室方案強調的是，藝術療癒過程必須要有藝術本身創作的規則，以及在藝術工作室裡的藝術家對這個歷程的支持。

創意成長藝術中心

　　在加州奧克蘭的創意成長藝術中心（The Creative Growth Art Center），受到藝術家也是藝術治療師 Irene Ward Brydon 的指導超過二十年，它是非營利的視覺藝術組織，提供殘障的人創作藝術的工作室空間。許多有生理

上、精神上或者情緒上障礙，但對於藝術有興趣的成人，會參與這個方案。它不是治療中心，但它透過視覺藝術，提供豐富的環境讓病人從中獲益。

在創意成長裡，參與者被界定成藝術家而非個案或者是病人，不需要證明是否具有藝術家天份，多數在方案中的參與者在來到中心之前，過去都沒有參加過藝術課程或參與過藝術。工作室方案提供每週多於六堂課的課程，有素描、彩繪、雕塑、陶土、版畫製作以及其他藝術體驗的機會。提供給那些身體殘缺者特別的工具和設備，以及特別的藝術工作室給那些特別有天賦的參與者，透過藝術而能夠產生部分或者全然自我支持之潛能。

有美術館可以展覽參與者這些創意成長的作品，而在美國第一個這種類型的工作室，其基本任務是在於展示殘障者的藝術作品。一些參與創意成長的人，因他們本身的能力成為知名的藝術家。例如Dwight Mackintosh，他的作品受到國際重視。Mackintosh 稱他為「被時間遺忘的男孩」，他的一生有四十六年在州的機構內，直到七十二歲被他的兄弟 Earl 帶到創意成長藝術中心。在這個中心，他有許多極度不同的畫作，由類似秘密寫作或者複雜塗鴉的波動線條所組成。他的圖像或許是他在機構裡許多年的記憶，通常包含人們、動力機械（通常是公車），以及大樓。他的作品具有視覺力量，反應了他僅能透過圖像才能傳達的世界（圖 9.8）。

Mackintosh 和其他人參與像創意成長之類的方案，說明了即使是嚴重殘障，也不會阻礙創造力。藉由傳統的智力評估，Mackintosh 被認定為中度智障，但其作品呈現出不可否認的天賦與技巧。所有參與者來到中心，皆發現藝術型態的創造性活動，在某個層面上對於健康和幸福感是有貢獻的。創意成長中心說明了藝術可以改變許多原本被認為是沒有希望的個案。

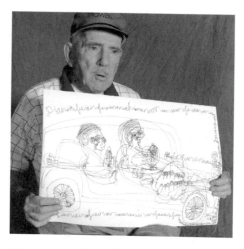

圖 9.8　Dwight Mackintosh，一位在加州奧克蘭創意成長中心的藝術家
（Reprinted with permission of the Creative Growth Art Center; photograph by Leon Borensztein）

OFFCenter：創造社區化以及經濟的發展

　　新墨西哥州阿布奎基的 OFFCenter 社區藝術方案，是一個公共計畫，使用藝術為無家可歸的個體或家庭建立社群及提升自尊、自我效能和希望感。這個中心建立在郊區，由大型工作室空間組成，每個人都可以參與創作藝術，包括彩繪、版畫製作、混合媒材、雕塑以及攝影（圖 9.9）。

　　自從這個 OFFCenter 中心開放以後，每年都有數百個人造訪，有許多人來到中心的工作室販賣部購買媒材。OFFCenter 贊助許多美術館展覽、旅遊展覽以及合作性的展示等；也提供一個討論區，讓藝術家去討論創作歷程與藝術作品。所有年齡層的人都可以進入這裡，其中特別鼓勵兒童參與以及在有家庭成員參與的設計方案中創作藝術。

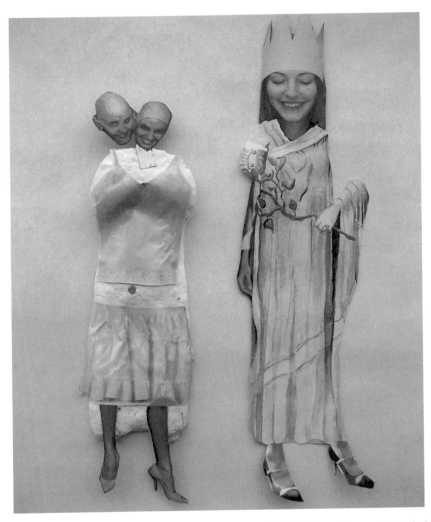

圖 9.9　Marisa Faust 的紙娃娃，新墨西哥州阿布奎基的 OFFCenter 社區藝術方
　　　案（Reprinted with permission of Janis Timm-Bottos, director, OffCenter）

　　藝術治療師也是藝術家的 Janis Timm-Bottos 推廣 OFFCenter 的實務工
作，她相信 OFFCenter 方案的其中一個目標，是幫助人們重視以及尊重差

異性。既然在 OFFCenter 的參與者來自各種背景，這個概念很自然的被工作室的氣氛所支持，在當中每個人是平等的。Timm-Bottos 採用的藝術治療是建立在社區的力量之上，可作為一個改變和健康的媒介。透過和其他人的互動與藝術創作分享，參與 OFFCenter 的人，會很自然的因為創意而被認可。

⤜ 對於一起畫圖的最後的想法 ⤛

　　很遺憾的，不可能僅透過一系列的活動，給你在藝術治療團體中工作的經驗。要了解它像什麼，可以在藝術心理治療或者治療性藝術工作室裡的團體工作，你將會得到第一手的經驗。

　　另一個體驗團體藝術治療的方式，是去參加密集性的藝術治療課程。密集藝術治療提供機會給參與者，以一天、一週或幾天的時間，去體驗藝術作為治療的經驗。這個目的在於幫助人們學習到更多在生活中的創意和藝術創作的治療潛能，你查詢在這本書裡的資源，可以找到更多關於密集性的藝術治療。許多大學、學院以及藝術中心都有提供密集性的藝術治療課程。

　　在團體或工作室裡的藝術創作，和獨自工作是非常不同的。如果對於深入理解藝術創作的療癒力量有興趣，去參與藝術治療團體或者是開放性工作室方案是非常值得的。團體藝術心理治療和治療性藝術工作室，都鼓勵成員間的互動，並提供獨特的方式，讓成員可體驗療癒性和藝術活動的創造性價值。

和藝術作品工作：
有意義的繪畫

圖像並非代表想像力——但它是需要想像來了解圖像是誰。

Paolo Knill, Helen Barba, and Margo Fuchs, *Minstrels of the Soul.*

藝術治療師發展出許多和圖像一起工作的方式。其中有些技巧和方式建立於心理學上，有些則是建立在視覺和表達性藝術（音樂、運動、戲劇和寫作）之上。

⋙ 談話治療 ⋘

許多藝術治療師相信，鼓勵人們用某些方式去談論他們的圖像是重要的。和治療師談論個人的圖像，不只是幫助一個人從當中得到意義，談話的歷程本質上也具有治療性，因而也被認為是一種治療。相信透過談話治療，可以緩解並解決令人心煩的經驗、記憶和感受。

談話治療的想法早在一百年前即出現，是口語治療的主軸之一。十九世紀末的外科醫生 Joseph Breuer，被認為是第一個開始用催眠治療去探索談話治療的人。他的一個重要案例，是一個被轉介來的年輕女人Anna O.，她遭遇到各種情緒問題和身心失調症狀。Breuer使用催眠的情境要求Anna

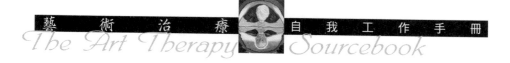

O.談論早期經驗，透過對創傷的討論，Anna O.開始從其中復原，而問題明顯的被治癒了。

　　Freud對於Breuer的報告和成功感到好奇。雖然Freud使用催眠在病人身上，同樣也發現到可以不使用催眠而只是和病人討論他們的感覺以及想法，而達到類似的成果。Freud 和 Breuer 都相信人們可以透過談話治療，去釋放壓抑的情緒。

　　關於談話如何去幫助紓解創傷，以及促進情緒復原，存有一些爭議。有些人相信談論關於情緒性的痛苦經驗是有用的，因為讓一個人去表達衝突和感受有利於情緒的宣洩，有些人覺得談話可以幫助一個人對於問題獲得覺察，並確認困難的來源，找到可能的方式以緩和情緒。甚至 Freud 最後作出結論，必須透過談話才能達到更多的情緒宣洩。今日大部分的治療師認為，人們去覺察經歷創傷的原因和影響是重要的。透過和治療師談論難過的經驗與衝突，一個人可以對令人痛心的情緒緣由和結果產生理解，也才比較能夠去處理。

　　談話治療的本質和藝術治療如何連結，仍然是有爭議的，而且不同治療師有不同的解釋。多數藝術治療師似乎同意，對藝術表現的討論是重要且有益的。有關人們在藝術表現上的工作和口語治療，一些整合性的理論以及方法是相同的。藝術治療取向受到 Freud 和其追隨者的強烈影響，認為可以透過談話和接受治療師的建議達到覺察。其他取向則強調藝術治療師的接納、專注聆聽以及對於人們創造能力的尊重，做為談論藝術表現時的重要向度。大部分的治療師認為，人們和這些可以引導他們去發現的專業人員討論時，更能夠觸及圖像的意義。

✥ 治療同盟 ✥

　　藝術治療猶如其他的治療形式，都是建立在治療同盟上，這個同盟牽

涉到治療裡的治療師和個案之間的信任度，以及達成治療目標的承諾。從Freud的年代開始，治療師便相信治療關係扮演關鍵性的角色，可幫助人們去面對生活中痛苦的感受和事件，達成正向改變和衝突解決。

基於許多理由，藝術治療表現出某種程度上獨特的治療同盟。在藝術治療裡，治療師通常會在治療歷程中承擔較主動的角色，因為他可能需要教導一些藝術技巧或者是示範如何使用媒材。相對於拘謹的口語治療，藝術治療因涉及藝術創作，所以很自然地有很多肢體活動。同樣的，在藝術治療裡，會透過一些藝術形式，而非只是單一口語的分享個人表現。藝術表現成為互動的一部分，個人不只是和治療師互動，同樣也和藝術創作歷程以及藝術作品互動。

無論何種形式的藝術治療，治療的關鍵點是在治療師和尋求治療的個案之間找到兩者的治療適配度。在藝術治療中，治療師的藝術創作觀點和個人偏好的適配性是很重要。舉例來說，一些治療者著重在談論關於圖像甚於創作；其他的治療師比較關注藝術歷程，鼓勵個人對藝術媒材和技巧有更深入的體驗。許多治療師在他們的工作中結合不同取向，或依據個體、治療目標和內容使用不同的取向。藝術治療中成功的治療同盟，是奠基於治療師如何將藝術創作做為治療的方式，以滿足個體的需求與目標。

理論導向也是藝術治療關係的一部分，因此治療師會依據訓練和偏好，而採用不同的哲學和技巧。接下來是一些藝術治療師使用來幫助人們藝術表現的常見的取向，這些取向通常包括談話和藝術創作。

❧ 自由聯想和詮釋 ❧

Margaret Naumburg的作品和想法，對藝術治療有很大的影響，本書先前提過 Margaret Naumburg 在藝術治療領域扮演發展的角色。Naumburg 是美國最早經歷心理分析的人。她開始當藝術治療師的時候，正流行佛洛伊

德心理學，她提倡使潛意識意識化的重要性。雖然她在個人的哲學中整合Jung的想法以及其他理論，但佛洛伊德心理學對她身為藝術治療師的工作占有主要的影響。因此 Naumburg 強調透過藝術表現釋放潛意識素材，且用心理分析中的自由聯想技術來建構她的取向。

　　Naumburg 像其他藝術治療師一樣，認為藝術所表現的真實意義來自於創造的人。她相信藝術具有投射的特質，治療師的工作就是在幫助人們可以自發性的為自己的圖像內容賦予意義。Naumburg 將藝術視為象徵性的語言，做為自由表現的開端，之後會有和圖像相關的口語出現。治療師和病人接著一起朝向對圖像的理解前進，圖畫的內容可推測出和一個人生活的關聯性。

　　移情概念是這個取向重要的一部分，將個人未竟事務、期待以及想法投射在治療師身上。移情意指一個人無意識的回應治療師的方式，如同個人過去經驗中回應一個特定人物的方式。來自於過去關係中的衝突，例如和父母，可能開始浮現或者是出現在治療的藝術創作中。舉例來說，一個人將治療師當作權威人物或者是父母來回應，會透過藝術或者談話以溝通未解決的事物或者期待。這個人或許以負向的方式回應治療師，如同對待一個嚴格不愛自己的父母形象，或者是正向的尋求治療師的支持以及接納。一個人有可能在藝術圖像裡移情，或投射感覺、想法、想像和衝突。

　　治療師使用移情去理解個人信念和行為，特別是未解決的衝突或者感受。治療師會鼓勵一個人透過各種技巧，包括自由聯想和詮釋，去探索以及修通移情。在這本書稍早有提到自由聯想，是將任何出現在腦海裡的東西說出來，為自發性表現必須的形式。治療師邀請個人對於所創造的圖像去自由聯想其感受、幻想和期待。在聆聽一個人的自由聯想時，治療師或許會聽見隱藏的意義，且區辨出整合在個人藝術表現裡的潛意識媒材。

　　在心理分析取向的藝術治療裡，治療師嘗試透過澄清、探問或者面質，去幫助個人理解情緒問題、內在衝突或者負向行為。詮釋同樣也是歷程中

重要的部分。在藝術治療裡，治療師幫助一個人去連結圖像與期待、感受或者是生活中的行為，重要目的是去協助一個人在隱藏的意義中獲得頓悟，並理解行為和情緒的關係。

⤜ 積極想像 ⤛

　　許多治療師使用 Jung 所稱的「積極想像」（active imagination）和圖像工作。透過個人和心智圖像的體驗，Jung 理解到必須直接進入到其中才能了解。他為積極想像做出簡單的定義是「藉由集中注意力於連續性的想像」。Jung 同樣也指出積極想像猶如「在夢之前作夢」，這是一種在夢境或者其他圖像以及感受出現時，很自由的去聯想原始圖像的意義。這個技巧同樣也被使用在圖畫、彩繪以及其他藝術圖像中，幫助人們從創作中延伸出一個故事。在藝術治療中對圖像的積極想像的使用，同樣也被稱為與圖像對話，因為相對於夢境，它是依循創作的圖像，或許可延伸出其他一系列的圖像。

　　透過積極想像，在創作或者是彩繪時的聯想，是自發性且無標準的，反映出生活經驗與期待、環境影響和普同的象徵。透過積極想像探索圖像，會發現個人的、文化的以及普遍的聯想。Jung 的積極想像，開啟了神話和古老文化的共同世界──集體潛意識──釋放出原型和集體潛意識的內容。

　　在積極想像的歷程，治療師和個體一起深入理解集體潛意識，特別是假面人格（persona）、阿尼瑪（anima）與阿尼瑪斯（animus），以及陰影（shadow）。假面人格是保護自己的必須性面具或者社會性面具。阿尼瑪與阿尼瑪斯呈現出陰柔和陽剛的特質，被認為同時存在於男女性中。Jung 觀察到要去整合以及平衡這些部分在自我相對上的理解是重要的。陰影一般是相同性別的個體，會採取威脅、邪惡或者罪惡形象的形式出現，或者簡單來說，就是日常生活裡我們所不喜歡的某類個人特質。Jung 相信陰影

存在於我們所有人中，且透過夢境或者藝術中的想像，我們可以表達以及知道黑暗的一面。

　　積極想像的目標在於透過隱喻幫助自我探索，發展出自發性、個人的敘說來產生理解、覺察以及成長。和圖像工作是非常有力量的，而通常需要時間去發展這個技巧，甚至是藉由治療師的協助。我發現和圖像工作時，幫助其他人去使用積極想像來體驗藝術、聯想和故事，似乎是以階段性的方式出現。你可能必須在稍後的時間裡再回到圖像中，繼續這個歷程。要強調的是，想要徹底理解圖像需要時間，因為圖像中有許多意義，而且詮釋是由個人、文化以及普遍的層面所形成。

❧ 完形技巧 ❧

　　完形治療（Gestalt therapy）大部分和 Fritz Perls 有關，他於 1960 年加州的 Esalen Institute 執業。完形治療從完形心理學中發展出來，在 1900 年代早期得到整合，強調認識人們如何理解與學習。Gestalt 這個字來自於德文，粗淺的說，是指「形式、模式、架構或結構」。完形心理學家研究的是有關我們在其他事情當中，如何自然而然的去嘗試將視覺理解的部分轉化成整體。舉例來說，當看著一個近似於圓的形狀，我們會傾向於將其視為一個完整的圓形，視覺性的完成外形，進而完成整個形狀。

　　完形治療師依據對於一些完形心理學的應用，將其放入與人們工作的治療場域中。Gestalt 這個字強調對於個人人格的理解，應整合許多部分以及個人的世界經驗──換句話說，整體圖像。

　　心理分析採取的治療是聚焦在過去如何影響現在的詮釋，完形治療則是對於此時此刻較為感興趣。治療師幫助人們覺察現在的事件、經驗或者期待，為他們所帶來的問題是什麼。這個歷程通常意指關照未竟事務。在完形取向裡，強調個人責任，鼓勵個體去產生自己的解釋。移情是不被鼓

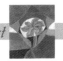

勵的，因為它看起來像是治療師和個案間的人際關係逃避。

　　藝術治療師 Janie Rhyne 在藝術治療中的「完形取向」非常有名，他們是指「完形藝術經驗」。治療師使用完形取向的藝術治療，將藝術作品當作討論的參考或催化劑。藝術作品的元素被視為是整體的，而附加的技巧——例如律動、戲劇表現或者聲音——被用來幫助個體觸及其意義。舉例來說，鼓勵個人去創造律動、舞蹈或者聲音，來表達藝術表現的顏色、線條以及形狀。在團體中，或許會要求一個人去引導其他人去接觸藝術作品的要素。治療師或許會說「利用在團體裡的人作為你的形狀、顏色以及線條，要求他們去演出聲音或者動作，變成你所選擇想要呈現的藝術表現」。這個目標是幫助一個人去更意識到所有的感覺，利用它們去增加自我覺察。

　　因為完形藝術取向強調整體性，通常使用來拓展人們理解如何在團體中運作，幫助個體透過團體活動發現自己新的覺察。治療師是團體的領導者也是團體的一部分。在完形藝術治療團體，個人會透過藝術活動學習到人際發展的技巧。舉例來說，要求團體去創造一幅圖畫，描述他們如何共同生存在一個島上，在體驗藝術之後，透過活動和團體討論，參與者可以學到新的溝通技巧，學到他們如何和其他人協商以及互動，感受到在團體中如何與他人共存。

　　最後，使用完形取向的治療師可能會要求你將藝術表現說出來，而非討論他們。舉例來說，或許會要求你看著作品來確認你的圖象，透過像「我是」，或「我覺得」的詞語去描述。換言之，不是去說圖畫裡有很多的紅色圈圈，而是去說「我是許多的紅色圈圈，我覺得擁擠的、快樂、熱情以及好玩的」，將藝術作品擬人化，且使用它們去描述個人的經驗和期待。完形藝術治療歷程裡所強調的是從你個人的理解與此時此刻去定義，並從圖像中發展和表達屬於你個人的意義。

❧ 個人中心取向 ❧

　　個人中心（person-centered）或者案主中心（client-centered）的諮商取向，是非常有名的人類心理學家——Carl Rogers 發展出來的。Rogers 覺得治療師的角色是開放、同理、真誠、關注，透過治療去催化個體的成長。他相信理解人們最好的方式，是來自人們自己，和他們內在的參考架構。

　　Natalie Rogers 依據她父親 Carl 的理論和方法，形成表達性藝術治療的個人中心取向。Natalie Rogers 表示，「創造性連結」介於所有藝術中，而治療強調透過自我探索而自我實現，並找到屬於個人的意義。她相信透過創造性表現，人們學到如何與有美感、自我實現和生活中的真實目標做連結。Natalie Rogers 的取向，將所有的藝術（美術、音樂、運動和戲劇）進行統整，藝術治療師所使用的個人中心取向，則是提供引發創造性潛能和自我理解為目標的藝術經驗。使用藝術作為個人成長和頓悟的形式，是認為創造歷程具有療癒性且所有人都有與生俱來的創造能力。

　　個人中心取向並沒有特定的方法。技巧就是治療師態度上的同理心、關注、尊重、接納以及情感反應，鼓勵個案去做出積極選擇和對決定的回應。提供非指導式取向的藝術創作（牽涉到自由選擇主題），鼓勵個人創造來探索自我。個人中心取向治療歷程的核心是透過藝術充賦權能（empowerment），且相信探索個人的創作潛能將會成為個人轉化的關鍵。

❧ 系統理論取向 ❧

　　第九章描述過家族藝術治療，是一種和個體、配偶或者家庭工作的方式。大多數家族藝術治療師使用系統理論取向，去評估一個人在家庭裡的溝通方式。系統理論的哲學觀，認為最能夠理解個案的方式是，來自於個

體與整個家庭的互動評估。這個取向認為，在家庭裡個人的情緒問題是比較大的問題表現。舉例來說，從系統理論，可以很容易理解到小女孩的案例，是因為在家裡的壓力以致造成胃潰瘍（在第八章有描述）。從這個角度來看，整個系統未解決的困擾，造成瀰漫整個家庭的痛苦，且透過小女孩的潰瘍被表達出來。治療師從系統觀點出發來工作，在整個家庭裡使用藝術活動，來增加溝通和解決問題，或者是和小女孩使用藝術來探索她對於父母和手足的期待。

因為系統取向的理論強調成員之間的關係，藝術治療師使用各種技巧聚焦於確認和理解家庭動力。治療師或許會要求個案製作家族圖（見第九章），表現出一個人如何去看待原生家庭，以及呈現出什麼樣的互動模式。其他治療師或許會要求家庭一起創作拼貼，或者兩兩一組畫圖以確認溝通模式和行為。藝術活動被用來幫助家庭成員學習有創意的問題解決方式，而體驗性活動被設計用來達到增進家庭成員間人際技巧的特定目標。

⤳ 諮商裡的創意作品 ⤲

許多藝術治療師也同時是心理健康治療師。伴隨著口語治療，許多心理健康諮商師、社工員、婚姻與家庭治療師和心理學家在他們的工作中使用藝術治療。通常被使用在諮商裡的創造性藝術，會連結特定諮商取向以引發治療，促使個體採取行動、表達想法、練習行為，以及幫助個案去解釋選擇。

焦點解決諮商是常成功地結合視覺藝術的一種取向。通常使用畫圖、拼貼或者其他活動來幫助個體去探索問題的解決，而非尋找問題發生的原因。所設立的目標是對改變的期待，鼓勵個體主動參與在自己創造性的改變和生活當中。舉例來說，焦點解決諮商師要求有憂鬱狀況的個體，去想想一個他們不覺得憂鬱的時間，然後畫出一個像是那個時間的圖像。或者

諮商師要求他們去想像，如果他們有一天是清醒的，且可以擺脫症狀，他們的生活看起來會像什麼？（圖 10.1）這個奇蹟式問句幫助個案去猜想生活可以像什麼，讓個案帶進諮商室的問題，藉由創造性表現做為催化而有實質的解決。

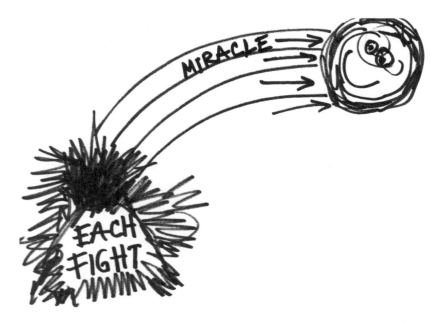

圖 10.1　「奇蹟」看起來像什麼的圖畫

敘事技巧（Narrative strategies）同樣也被使用在創造性藝術諮商中。敘事治療的目標在於幫助個案去理解個人問題以及衝突，藉由外化技巧，將問題和自己劃分出來。在傳統敘事治療裡，個體透過說故事來外化問題，和諮商師一起探索故事的新結果。在創造性藝術和諮商裡，藝術表現成為外化的一種形式，幫助問題視覺化。舉例來說，在家族治療時間裡，一個參與者描繪家庭中主要的問題是「佈滿整個家庭的蜘蛛網」（圖 10.2）。

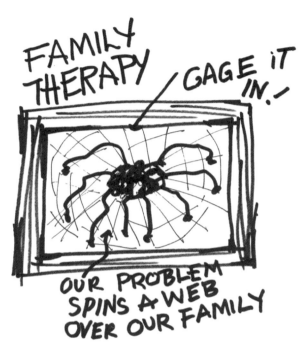

圖 10.2　家庭問題和問題解決的圖畫

　　當詢問她可以透過在這個圖畫上增加些什麼東西，去改變這個狀態時，她
放了盒子在蜘蛛網四周，說家族治療可以幫忙「將它囚禁起來」。在這個
案例裡，對於改變家庭問題，圖畫是一個解決方式，因為可以和諮商師一
起創造新的故事來克服情緒問題，幫助她去想像新的情節以及結果。

　　在諮商中多數使用創造性藝術，支持諮商師和個案是夥伴和合作解決
問題的想法，這些取向利用藝術表現的潛能，讓內在想法、感受和解決視
覺化與具體化，給一個人能力將問題和衝突外化、重新框架和「重說故
事」。

「協助」取向（"Third-Hand" approaches）

藝術治療師 Edith Kramer 強調在藝術治療裡，幫助人們達到藝術表現的重要性。他認為在藝術創作歷程裡，介入幫助一個人在不扭曲圖像或者個人原始意圖下去增進其表現，這是重要的。Kramer 稱這個為「使用藝術治療師的第三隻手」。這個取向強調藝術即治療，故藝術的創作過程被認為是重要的。

舉例來說，治療師為孩子開啟一幅圖畫讓他去完成，或者，藉由腿部的補強，以完成或挽救孩子散開的黏土人偶。在一些狀況裡，我使用自己的藝術創作來發展和成人或者兒童的關係。舉例來說，在和不說話的孩子工作時，我會去畫孩子的肖像來引起興趣，以建立關係，讓他開始信任我，可以拿起蠟筆和我一起畫圖。最後，能夠因著自己的創意，選擇媒材和主題而自己畫。

有時候我被要求做第三隻手的介入，透過幫忙那些有生理限制的人去畫圖或彩繪。Brent 是一個罹患癌症的三十六歲男士，手部因化療失去許多知覺，雖然他無法很自在的使用他的手，Brent 依然享受拼貼畫的創作。他可以選擇顏色和圖像，但通常不夠靈巧來做剪貼，於是由 Brent 決定所有圖像和結構，我當他的第三隻手來幫助他做剪貼。跟著他的指示，我來準備、擺放以及黏貼經過他安排的圖像。

一些治療師在藝術工作時，會陪伴在他的個案身邊。在個案創作過程，有一些治療師會在一旁彩繪或者畫圖，這有點像是團體歷程。有許多治療師相信這個實踐模式的創意行為，可建立一個會產生正向改變以及成長的環境。

整合性藝術治療或者表達性藝術取向

　　當許多和藝術圖像工作的方式涉及談話，一些方法更聚焦在使用藝術本身來探索意義。整合性取向同樣也被稱作表達性藝術，藉由藝術來表達與加深對個人圖像的理解。表達性藝術被認為是，包含各種自我表現的方式——藝術、音樂、運動、戲劇、遊戲和寫作的一種治療方法。換言之，並非是要求你對圖像的意義作出解釋，而是治療師使用整合性藝術治療或者表達性治療取向，鼓勵你透過其他藝術形式去做出回應。表達性藝術治療師 Paolo Knill、Helen Barba 和 Margo Fuchs 在《心靈藝人》（*Minstrels of the Soul*）中，將夢境當做跨感官（統合）特性的例子：「視夢境為心靈可透過圖像說話的地方。或許可以感受到游泳的移動或者聽到說話的聲音；我們或許會經歷殺戮的行為或者會看見美麗城市的視覺圖像，更或者聽到聲音和音樂的節奏。」

　　在整合性藝術治療裡，會要求你去創造聲音來描述圖畫或彩繪中的顏色或形狀。或者要求你去使用律動來接觸情緒或者經驗，然後創造聲音或者音樂來描述感受，然後畫一幅可藉由使用線條和形狀的圖畫，來反映出對節奏和律動的體驗。表達性藝術治療師相信整合性取向，是因為使用各種自我表達的感官方法在個人探索上，所以可帶來更多理解和更深層的體驗。

寫作和詩歌

　　創造性寫作是整合性取向中常見的一種方式。因為這個理由，所以值得更多深入的討論。James Pennebaker 研究寫作在健康以及幸福感中的角色，發現無論是在生理或者情緒上，將疼痛的經驗書寫下來，是成功復原

的關鍵。關於特定創傷事件的書寫，可以給予健康的感受，降低焦慮。研究指出書寫有益於創傷的復原，且對減少關節炎症狀有幫助。

　　散文或者詩歌的創造性寫作，可加深圖像創作的體驗。對於一些人來說，更可以激發藝術所無法表現的創造性潛能。患有愛滋病的Richard，在我的私人工作室已經有好幾年了，使用詩歌當作一種方式，來描述與理解藝術表現和威脅生命的疾病經驗。Richard因為生病以致操作藝術媒材有困難，所以用拼貼方式取代圖畫和彩繪來進行。因為 Richard 享受詩歌的創作，我要求他嘗試為拼貼裡所選擇的圖像進行詩歌創作，並且更進一步以創意的方式來探索他們的意義。

　　有一張穿著戰鬥服拿著望遠鏡觀看的玩具士兵圖片吸引著Richard，士兵舉起手如同向遠方的某個人示意或者招手。在藝術治療裡，Richard使用這個圖像作為小張拼貼的中心作品。為了回應這個圖像，在會談間，他寫下下面的詩歌：

我見

我聞

鋼盔在頭頂

工作服及膝

戰役的腰帶

軍事工具的裝飾

偽裝以及橄欖灰色布

都是今年最 IN 的

我將採用漫畫書中的角色

來做有趣的特大號盔甲裝扮

以及戰役城堡和中士

昆蟲爬滿我的身軀

藍色小鳥在天空飛舞

我透過好奇的雙眼窺伺與偵察

遠距離裡

望遠鏡拓展了我的視野

火星有生物存在嗎

有沒有任何理由可解釋表面的坑洞呢？

我努力探問許多問題

擾人的頭疼未停歇

但不需要阿斯匹靈

只要 Shaman 的古老巫術

專注聆聽

回盪著孩子的笑鬧聲

熟悉的聲音一度安靜

那是失落與發現

對於 Spielberg 和外星人 E.T.的想法

處於無聲狀態下的我

滿懷自信地舉起自己的手

歡迎浩瀚的無知

雖沒有明顯的界線

無法辨識路徑

但我內在的指示以及偵查兵

將會尋找到方向

星球盤旋在天空綠洲

猶如居住在 Oz 的閒人

精神奕奕

透過彩色的光線

引導我們向前抵達可敬的目標

Sandman 先生施了睡眠魔法

天使合唱著甜蜜的搖籃曲

用生命的廣度與深度去覆蓋

身上因戰役留下的傷痕

音樂安撫了兇猛的野獸

告訴我你所夢想的

我將以深情回應

你那孤獨的心

我想像與你在天空相見

擁抱罌粟花的草地

以及靛藍的羽毛

你的愛填滿了我

歲月的智慧

如沙漏裡的沙層層堆疊

我倘佯在草地裡回憶著過去

轉眼間浮出珍貴的記憶與片刻

命運的覺醒

祝福誕生的奇蹟

死亡是奇妙的開始

現在旅客正安全的通過地球

在這首詩歌裡很明顯的展現出 Richard 的幽默感以及文字技巧。他很顯然地是個有天賦的詩人。詩歌的寫作和短篇故事的拼湊，開啟了他個人的創造力，幫助他因應疾病，與紓解常經歷的憂鬱症狀。然而，我發現人們不需要是個天賦的作家，也能夠從對圖像寫作中獲益。無論是以詩歌或者散文的形式呈現，幾行字的書寫，都可以幫助加深藝術創作的深層經驗。我像許多藝術治療師一樣，發現當人們和我分享他們藝術作品的文字時，也同時拓展我對於他們的理解，讓我更能夠去引導藝術治療的歷程。

⸎⸱ 藝術和遊戲 ⸱⸎

和兒童工作時，藝術治療通常結合遊戲治療技巧。遊戲治療包括協助兒童使用藝術活動、治療性玩具、遊戲、玩偶以及其他道具，這些部分同樣也可應用在與成人以及家庭一起的工作上。藝術和遊戲治療對非常幼小的兒童能夠是有益的，因為他們通常無法只用文字來表達自己恰當的想法與感受。

Marie 是一個受到性侵害的七歲小女孩，藝術和遊戲為她的憂鬱症和重複出現的夢魘開啟一扇窗。她受到所信任的家庭成員好幾次的性侵害，加害者威脅她不能說出來。Marie 使用繪畫去表達出不能大聲說出的狀況，描繪出她自己是個受驚嚇的女孩，卻沒有人幫助她（圖 10.3）。

在治療課程後，她變得比較不焦慮和害怕，開始使用遊戲活動來表達信任和安全的感受。在遊戲室裡，Marie 使用假裝的電話和治療師溝通，逐漸展現出信任。透過和玩偶的遊戲，Marie 表達出動物照顧幼小動物的活潑生動情節，提供了一個安全的環境，讓幼小動物可以居住，且有食物和受到照顧。她為塑膠製的貓創造了可以滿足所有需求的「安全世界」，在遊戲室裡選擇物件來代表食物、水、舒適的床以及玩具貓，使貓覺得很舒服且受到保護。

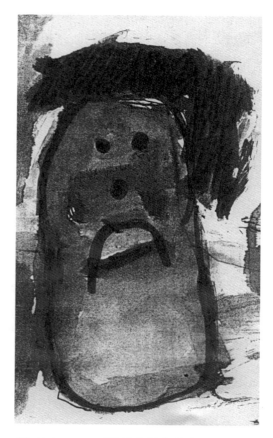

圖 10.3　Marie 關於害怕與失望的自畫像

　　在治療的尾聲，Marie 的人格變得較為直率有自信——這部分反應在有著大笑容，以及展開雙手且色彩鮮明的自我肖像裡。經過許多個月之後，像其他受虐待的兒童一樣，她開始克服了之前的恐懼和憂鬱。

　　在治療裡結合藝術和遊戲，使用透過藝術自我創作出來的各種象徵或者在玩具或道具中的隱喻形式，提供機會給像 Marie 一樣的兒童，可從壓力經驗中復原。治療同時使用了藝術、遊戲、活動，其所具有的共通特質，

卻被多數兒童視為是不具威脅且熟悉的活動，幫助 Marie 表達經驗，如同在復原的階段裡，玩出新的可能性。

⨖ 整合或者折衷的藝術治療取向 ⨖

雖然一些藝術治療師以一般的哲學做為引導他們和人們的工作。在這章節裡所提及的許多人，仍使用結合性技巧。這個使用許多取向的活動，通常意指折衷，但我比較偏向稱為整合，因為取向通常被結合以及融合來提供給人們或者團體更多合適或者最好的可能性治療經驗。

舉例來說，因為兒童喜愛使用身體來產生律動，或者創造節奏和聲音來表達他們自己，所以在我和孩子的工作裡，我通常會使用協助取向當作表現藝術的技巧。和創傷倖存者工作時，我會要求他們去寫出關於他們的藝術表現，並使用這本書所提的日誌活動幫助他們去表達情緒壓力；我也會使用家族藝術治療技巧，去幫助他們探索關係。我會使用一些完形技巧和系統取向，去幫助家庭解決問題；我會使用積極想像與見證和癌症倖存者團體工作，作為他們和其他人分享藝術的一種方式。許多治療師取向的選擇，不只是因為他們的個人哲學，也同樣會依據個體或者團體的需求，而採取不同的取向。

⨖ 投射圖畫和以藝術進行評估 ⨖

因為在理解人格、情緒和期待時，藝術是一種非常有力的方式，有時被一些治療師使用來作為評估的形式。如這本書稍早所提，1990 年代早期，精神科醫師就對於圖畫和其他藝術表現如何有效的理解人格——特別是對診斷精神疾病——產生興趣。Jung 看見藝術的潛能能夠表現非潛意識的符號，他並假定一種特定的方式來解釋內容。Freud 和夢境與對圖像的詮

釋是更靠近的 1913 年，Freud 花了好幾個月的時間在畫圖，以及研究摩西的米開朗基羅狀態，開始對雕塑進行廣泛性寫作，標示出工作的象徵性內容，他認為這可以反映出藝術家人格特質的向度。Freud 的體驗，說明了理解圖像需要花費很長的時間來進行研究。

在 1940 到 1950 年代之間，非常流行使用圖畫來理解人格，且幫助心理學家和其他人對於人格、行為和發展，有更進一步的了解。今日，藝術治療師、心理學家和其他治療師為了衡鑑的目的使用圖畫，對精神障礙和情緒問題進行評估。這個圖畫的特殊用處，牽涉到訓練以及對於藝術表現的複雜度和對創造者的理解。

治療師使用許多常用的投射圖畫技巧，來進一步理解人格、行為和發展。投射圖畫的任務，通常牽涉到將簡單的主題畫出，例如：房子、人像和家庭，這些技巧被當作是心理衡鑑的一部分，或者是被治療師使用在理解個體特別的面向。一些投射技巧牽涉到畫圖過程和完成圖畫之後一系列的回答。舉例來說，屋樹人（House-Tree-Person, HTP）圖畫，包括了畫圖之後的訪談，治療師會問關於圖畫中各種的元素，例如：圖畫中的人大概多大？是男人還是女人？他在做什麼？樹只有一棵還是很多棵？圖畫裡的天氣如何？（時間、天空和溫度如何？）藉由你投射在圖畫裡與所傳遞的信念，這些問題的答案和其他問題會用來提供資訊於評估人格之用。

近期發展出數種評估的方式。接下來是一些在藝術治療領域中，被廣泛使用的圖畫評估工作。

診斷性圖畫系列（Diagnostic Drawing Series，簡稱 DDS）不是投射測驗，但就其本身而言不只是一系列的畫圖活動，其設計是可以提供人格、情緒障礙、創傷和其他情況的資訊。DDS 需要三張 18 × 24 吋的紙張，參與者會被要求使用粉蠟筆做下列事情：

1. 使用這些媒材畫一張圖畫。

2. 畫一棵樹。

3. 使用線條、形狀和顏色，畫一張感覺圖畫。

以這幅圖畫的結構性特質、顏色和內容進行評估。

Silver 畫人測驗（Silver Drawing Test，簡稱 SDT）使用一組有人、動物、地方和物件線條所畫的「刺激性圖畫」（圖 10.4）。有些圖畫畫的很詳盡，有些則是含糊不清的，但都鼓勵個體去創造個人的聯想。SDT 有兩個部分。首先，這個人選擇兩張刺激性圖片，並想像有某件事情發生在所選擇的兩張圖片之間，然後去畫一幅圖畫。如果有需要，這個人可以增加

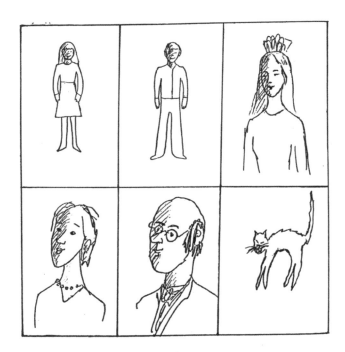

圖 10.4　使用在 Silver 圖畫測驗的例子（Reprinted from *Three Art Assessments* © 2002
Rawley Silver, with permission of Routledge/Taylor & Francis Group, LLC）

其他圖像或者物件。然後要求這個人為這幅圖畫命名，及寫一則短篇故事，再和治療師分享故事的意義（圖 10.5）。

　　另一種評估工具──樣式成分藝術治療量表（Formal Elements Art Therapy Scale，簡稱 FEATS），將圖畫中的變項量化，特別是由 Viktor Lowenfeld 所發展出來的摘蘋果測驗（person picking an apple from a tree，簡稱 PPAT）。在特定的基礎上，樣式成分藝術治療量表評估圖畫裡的結構、

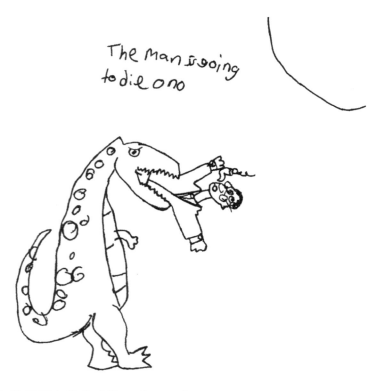

圖 10.5　這個男人將要死掉，喔，不（*The man is going to die o no*），是 Silver 圖畫測驗部分的例子，由 12 歲的 Carl 所畫（Reprinted from *Aggression and Depression Assessed Through Art* © 2005 Rawley Silver, editor, with permission of Routledge/Taylor & Francis Group, LLC）

線條特質、顏色和 PPAT 的邏輯特徵性。如同其他個體一般，此工具被廣泛使用來評估精神病患的圖畫結構和內容。在治療過程裡，FEATS 工具不只是確認或者診斷精神障礙，其目標更於比較治療過程裡，心理狀態上可能的改變。

如第六章所討論，曼陀羅的圖畫通常被當作評估人格的指標。在曼陀羅評估研究工具（Mandala Assessment Research Instrument，簡稱 MARI）的卡片測驗裡，會要求個體去選擇一組由曼陀羅組成的設計卡片，其中有一系列的圖像可選擇。然後從一組顏色卡片中，為每個設計選擇一個顏色。然後使用油蠟筆畫出兩個曼陀羅──一個在白紙另一個在黑紙上。接著，要求個體提供經驗的回饋，可以透露出個人的意義和內容的資訊。MARI卡片測驗被設計作為評估個體當下的狀態，認為作品可給予多種心理歷程的線索。它的解釋是依據 Joan Kellogg 的理論，認為人們在所畫的曼陀羅裡，會重複出現圖像、模式和形狀，他相信這些形狀和顏色是了解個體人格的線索。

這些只是少數較為常用且可統整藝術表現的主題式評估工具。治療師應用這些或者其他與藝術表現有關的部分，作為評估用途時，應該接受特別的訓練來執行和評估測驗結果。並非是所有使用藝術作為治療形式的治療師，都有受過使用投射圖畫測驗或者其他藝術評估的訓練。許多治療師對於使用藝術以作為精神障礙和情緒問題的診斷會感覺不太自在，覺得藝術表現的工具無法正確診斷一個人。有些人觀察到這些評估是依據單一心理觀點或理論的詮釋來理解圖像，非常不合適。

多數治療師使用投射測驗和以藝術作為基礎評估時，相信比較重要的是提供一些體驗的機會，讓個體可以透過參與有意義的創造活動，達到對於圖畫的個人詮釋。同樣的，許多治療師相信投射圖畫或者是指派的主題，對於個案的理解較沒用，因為它限制了個人的表現。「畫你想畫的」可以提供較多的機會給個人去反映最近的議題或者是感受。

☙ 個人創作 ☙

　　最後，有些關於你的作品、藝術活動可自行問答的簡單問題，以達到自我的持續探索和加深你的經驗，以替代和治療師一起工作。這不是取代治療性的互動，那本來就是藝術治療的一部分，它可以幫助你開始去理解自我的圖像。

圖像傳達什麼感受？

　　當你看著你的素描、彩繪和其他藝術表現時，會傳達出一種感受。不要下定論或者賦予意義，嘗試注視圖像的情緒特質。你的初期印象是什麼？圖像是不是快樂的、生氣的、難過的、焦慮的等等？或者是透過顏色、線條或者形式，可表現出不同的感受嗎？你是如何使用顏色、線條和形式來表達情緒的呢？

如果圖像可以跟你說話，它會說些什麼？

　　假設你可以為創造的圖像賦予意義。看看圖像的差異處，並給予每個部分一個聲音。舉例來說，如果圖像裡有藍色的正方形，藍色正方形會說什麼？如果從雜誌上選擇用來做拼貼的樹的圖像，樹會說什麼？嘗試以第一人稱回答這些問題（我是一棵樹，我覺得…），並隨意的寫下任何出現在腦海裡的東西。

放大部分的圖像

　　注視著你所創造的圖像，選擇你感興趣或者可能是你不喜歡的的區塊。嘗試創作其他素描或者彩繪這個區塊，放大並且為出現在腦海的圖像增加細節。依照你所期望的時間長度來持續這個歷程。

以圖像探索圖像

你或許想要嘗試將藝術當作更能夠理解與覺察歷程和圖像的方式。嘗試創作其他的圖像來回應原始圖像。依據你期望的時間長度來持續這個歷程，如果必要的話，可以依你所需，盡可能的使用更多的圖像。

如果沒有任何東西出現在腦海裡，你要做什麼？首先，不要擔心。在你創作之後，為每個圖像賦予意義並非是必要的。我發現有些想法會緊接著在圖像完成之後出現，許多其他想法也會因著時間而整合。不要期待能夠立即的自由聯想、擴展，或者是馬上理解你所素描、彩繪或者建構的任何東西。

同樣的，你的圖像會因為時間不同而有所不同。不要認為你為彩繪或者素描中的圖像找到特別的意義，這樣你的任務就完成了。意義會改變，會提供新線索，讓你去創造其他的作品。保持開放的心，停留在開放的結論裡，並持續你的探索。

要記得素描、彩繪和構圖或者形塑的歷程，和為你的作品找到意義同等重要。你將會發現到，創造力本身真的是在藝術治療體驗中最大的療癒部分。

如果你仍然非常渴望知道更多，或者想要和藝術治療師工作、探索一個藝術治療團體、參加工作坊，或是透過額外的閱讀加深你的理解，可以翻到最後一章的延伸閱讀。這裡的資源清單，可以增加你的知識以及拓展和藝術治療的工作經驗。

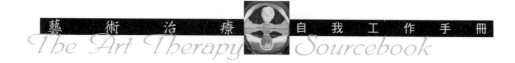

更進一步：
資源檢索

　　關於藝術治療更進一步的知識，你或許會想要透過利用一些可用的資源，對藝術治療能有更多的認識。這節所提供各種的組織、網站、期刊以及書籍的資訊，可以拓展你對於藝術治療的認識，以及視覺藝術在治療上的相關使用。這個章節的第一個部分，對想要尋找當地藝術治療師的讀者來說，是很有幫助的工具。讀者若希望知道更多如何成為藝術治療師的內容，會在第二節找到答案。

尋找藝術治療師

　　美國藝術治療協會（American Art Therapy Association，簡稱 AATA）提供公共服務，藝術治療師定位器（ArtTherapistLocator，arttherapistlocator.org），幫助潛在性個案以及相關的專業，在他們的區域裡找到專業藝術治療師。這個網站的搜尋功能有：區域、特殊性以及服務對象，可連結到藝術治療師的網站 AATA 裡的專業藝術治療師。符合教育要求以及碩士資格，才能成為這個網站名單上的專業藝術治療師。

藝 術 治 療 自 我 工 作 手 冊
The Art Therapy Sourcebook

⁂ 如何成為一個藝術治療師 ⁂

如第十章所描述的，各種工作坊或者密集式課程，都可以讓你體驗藝術治療。同樣地，美國大學也有提供正式的藝術治療學士或者碩士程度的課程。大學部課程通常是介紹性的，也有提供想要獲得藝術治療碩士學位的基礎課程。通常也提供在藝術治療督導下工作的機會，或者在藝術治療方案裡的實習。如果你希望成為一個藝術治療師，最好從這些課程和經驗開始。

當大學大量提供藝術治療課程，碩士課程因而被認為是進入專業藝術治療師的層級。因為藝術治療師通常需要和其他碩士層級的精神健康諮商師、婚姻家族治療師或者社工有相類似的工作能力，因此藝術治療訓練的標準，AATA 要求碩士層級或同等級的課程。美國和加拿大則有多於 55 間的研究所層級的藝術治療課程。在大學或者學院裡，其中一些訓練方案有提供藝術治療、表達性治療或者創造性藝術治療的碩士學位，有些則是提供強調藝術治療的諮商學位。

如果你計畫獲得藝術治療的研究所層級訓練，可以思考從這些教育方案中，你可獲得些什麼，這部分是非常重要的。舉例來說，如果你想要在臨床機構工作，例如醫院或者精神科機構、私人或者獨立執業的診所，這部分則特別需要強調藝術治療的諮商學位。這個學位的形式，可幫助你成為一個合格的諮商師，另外並獲得專業藝術治療師的認證。如果你計畫在畢業之後，在特定的州工作，要釐清州際法和關於精神健康諮商執照以及藝術治療的規定。有些州認為藝術治療學位等同於諮商學位，因此對執照接受度很高；有些則是需要學位的名稱有包含「諮商」（counseling）這個字。

投入時間於訓練方案之前，要確認你所需要的學位的名稱，是否符合畢業之後最後的生涯目標，特別是要確認你的目標是否有包含保險公司和

健康照護計畫賠償的執照。在你所想要進入的大專院校裡，學術指導教授、課程教師或者生涯諮商師，都能夠告訴你執照的相關要求，以及符合這些要求的課程有哪些。

多數研究所層級的藝術治療教育課程，需要特定的先備條件，包括心理學和工作室藝術的課程，加上藝術作品集，以展現素描、彩繪以及雕塑的能力。有些課程會要你有很強的藝術背景，有些則是要求極少程度的視覺藝術經驗。你不需要有大學藝術治療學位，比較需要呈現的是無論有無薪水，你在社區、娛樂場所、醫院或者精神健康機構和人一起工作的成功經驗。

美國多數研究所層級的教育課程，都是依循藝術治療內涵發展出來，和 AATA 認可的標準進行。課程包含下列幾點；

- 領域的歷史和發展
- 方法和媒材
- 和兒童、成人以及家庭一起工作的技巧
- 藝術治療理論以及和特定族群的實務（舉例來說，有精神疾病或者醫療問題、發展遲緩或者身體殘缺的人）
- 人類發展、生涯以及個體、家庭和團體諮商
- 診斷以及精神障礙評估
- 專業倫理以及實務標準
- 多重文化議題
- 評估技巧和治療處遇
- 藝術治療、諮商和心理學研究方法

學位部分的實習課程也需要在督導下進行，通常包括你在數個不同機構，當中有藝術治療師的督導之下工作。舉例來說，你在醫院小兒科病房的實習工作，在精神健康診所和成人精神病患工作，在學校和發展障礙的

兒童工作，以及在老人機構工作。

　　許多藝術治療師在畢業之後，陸續獲得了其他的證書，展現除了碩士學位之外的教育和專業能力。藝術治療師的註冊（art therapist registered，簡稱 ATR），由藝術治療認證委員會（Art Therapy Credentials Board，簡稱 ATCB）頒予達成認可的藝術治療學位或者相關領域的學位，及一千小時的藝術治療研究所經驗。同樣也有委員認證的藝術治療師（board-certified art therapist，簡稱 ATR-BC），是完成 ATR 的要求，且通過由 ATCB 負責的資格考試。在某些州，一個人可以成為有執照的專業藝術治療師（licensed professional art therapist，簡稱 LPAT）、認證的專業藝術治療師（certified professional art therapist，簡稱 CPAT），或者認證的創造性藝術治療師（licensed creative arts therapist，簡稱 LCAT）。在其他許多州，藝術治療師同樣也可以被認證為專業諮商師（licensed as professional counselors，簡稱 LPC）、臨床精神健康諮商師（clinical mental health counselors，簡稱 LPCC 或 LMHC），或者婚姻和家族治療師（marriage and family therapists，簡稱 LMFT）。

　　再一次說明，認證可以是，也可以不是很重要，乃依據你的生涯目標而定。例如，我選擇成為被認證的臨床精神健康諮商師，所以我可以在醫療機構裡執行藝術治療、成立私人執業場所、可以依法從保險或者管理照護健康方案中，得到補貼的資格。在多數的州，無論任何一種治療形式，或者精神健康諮商都需要州的認證。在一些環境下，沒有執照或者合適的認證，執行藝術治療是違反法律的。

　　如果你想尋找美國大學或者碩士訓練課程，AATA 可以提供目前有教育課程的名單，其中有正式的藝術治療訓練課程，人們可以選擇不同的方式來學習藝術治療，並整合到他們和人的工作中。舉例來說，心理學家、諮商師和社工員參與藝術治療、表達性治療，或者創造性藝術治療課程，為的是學習更多關於如何使用藝術治療來治療他們的個案。有些學校提供

認證課程給那些有相關碩士學位的人（例如心理學、社工、諮商、特殊教育或者藝術），包含了和藝術治療碩士課程類似的課程以及實習經驗。如果你希望成為 ATR 或者 ATR-BC，和 AATA 及 ATCB 接洽是非常重要的，確認一下你想要參加的教育課程是否能夠幫助你獲得最後的資格，或者其中一兩種的認證。

最後，如果你不是住在美國，了解在世界各地藝術治療訓練的差異性，是非常重要的。以下是在美國認證所需要的藝術治療訓練和要求相關的簡短摘要。因為訓練是有異於其他國家的，同樣在接下來的章節裡，也放入國際藝術治療協會的資源。

❧ 美國藝術治療組織 ❧

美國藝術治療協會（**American Art Therapy Association**，簡稱 **AATA**）是美國國際性的藝術治療師組織，擁有超過世界各地超過三十個國家的會員。AATA 關注於鼓勵高標準的教育和領域的執業，以及公開資訊的傳播。該組織會舉辦年度研討會以及發展藝術治療書籍和叢刊，並持續進行年度性的研討會和季刊，*Art therapy: Journal of the American Art Therapy Association*）

arttherapy.org

E-mail: info@arttherapy.org

5999 Stevenson Avenue

Alexandria, VA 22304

888-290-0878

AATA 原本設立了美國藝術治療的認證標準。然而在 1991 年，建立了不同的認證委員會——**藝術治療認證委員會**（**Art Therapy Credentials Bo-**

ard，簡稱ATCB）。如果你想要知道如何註冊或者對藝術治療師認證的申請有興趣，可以接觸這個委員會。

atcb.org

E-mail: atcb@nbcc.org

3 Terrace Way, Suite B

Greensboro, NC 27403-3660

877-213-2822

❧ 國際組織 ❧

英國藝術治療協會（**British Association of Art Therapists**，簡稱**BAAT**）是英國專業的藝術治療師組織，擁有自己的專業執業的倫理守則。包括二十個歐洲和國際區域的區域性團體，BAAT 擁有很多符合資格的藝術治療師，致力於促進英國的藝術治療。

baat.org/index.html

E-mail: info@baat.org

24-27 White Lion Street

London, England N1 9PD

020 7686 4216; Fax: 020 7837 7945

藝術治療師的國際網路團體（**International Networking Group for Art Therapists**，簡稱 **INGAT**）是個世界性的、以網路為媒介的藝術治療師團體，約有八個國家代表，該組織可以協助你尋找美國之外的藝術治療執業資訊。

emporia.edu/ingat

✐ 其他組織 ✐

創造性藝術治療協會國際聯盟（**National Coalition of Creative Arts Therapies Associations**，簡稱 **NCCATA**）是國際藝術治療、音樂治療、舞蹈治療、戲劇治療和詩歌治療所組織的傘狀聯盟。可以提供你全美的藝術治療協會，其網頁也有提供藝術治療組織的主要連結。

nccata.org
c/o AMTA
8455 Colesville Road, Suite 1000
Silver Spring, MD 20910

歐洲藝術治療教育聯盟（**European Consortium for Arts Therapies Education**，簡稱 **ECArTE**）是大學和其他高等教育組織的聯盟。基本目標在於歐洲層級的表現和鼓勵藝術治療的發展，特別是課程有提供國際認證和專業認同的藝術治療師訓練。（藝術治療師包括藝術治療、舞蹈治療、戲劇治療和音樂治療）

uni-muenster.de/ecarte
E-mail: members@ecarte.info

國際表達性藝術治療協會（**International Expressive Arts Therapy Association**，簡稱 **IEATA**）提供非營利的專業組織作為支持，以及為表達性藝術領域中的藝術家、教育家和治療師，提供國際化的交流。

ieata.org
E-mail: ieata@ieata.org

P.O. Box 320399

San Francisco, CA 94132-0399

415-522-8359

　　藝術治療的國際聯盟（**Arts in Therapy International Alliance**，簡稱
AITIA）有各式各樣的治療性藝術：作品、發現、研究、資源、想法、學
習、成長導向表現。

arts-in-therapy.blogspot.com

　　美國音樂治療協會（**American Music Therapy Association**，簡稱
AMTA）的任務，促進大家對於音樂對人有益的公眾意識，以及促進美國
和其他世界各地，接觸有品質的音樂治療服務。

musictherapy.org

E-mail: info@musictherapy.org

8455 Colesville Road, Suite 1000

Silver Spring, MD 20910

301-589-3300; fax: 301-589-5175

　　美國舞蹈治療協會（**American Dance Therapy Association**，簡稱
ADTA）建立於 1996 年，其工作在於建立和維持專業教育以及舞蹈或運動
領域治療的高度標準的能力。ADTA 出版 *ADTA Newsletter*、*American Jour-
nal of Dance Therapy* 以及叢刊、傳記和研討會文集）。

adta.org

E-mail: info@adta.org

2000 Century Plaza, Suite 108

10632 Little Patuxent Parkway

Columbia, MD 21044

410-997-4040; fax: 410-997-4048

國際戲劇治療協會（**National Association for Drama Therapy**，簡稱 **NADT**）建立和持有戲劇治療師的倫理和專業能力標準，發展訓練和註冊的類別，促進專業戲劇治療的資訊和提倡。

nadt.org

15 Post Side Lane

Pittsford, NY 14534

585-381-5618; fax: 585-383-1474

美國團體心理治療和心理劇組織（**American Society of Group Psycho-therapy and Psychodrama**，簡稱 **ASGPP**）由 J. L. Moreno, M.D.（1889-1974）建立於 1942 年。該組織是持續發展團體心理治療、心理劇和計量社會學的資源。

asgpp.org

E-mail: asgpp@asgpp.org

301 N. Harrison Street, Suite 508

Princeton, NJ 08540

609-452-1339; fax: 609-936-1659

國際詩歌治療協會（**National Association for Poetry Therapy**，簡稱 **NAPT**）支持詩詞治療師在精神健康、醫療、老年人以及治療性、教育性和社區機構裡的工作。

poetrytherapy.org

E-mail: info@poetrytherapy.org

525 SW 5th Street, Suite A

Des Moines, IA 50309-4501

866-844-NAPT or 515-282-8192; Fax:515-282-9117

﹏ 相關網站和資源 ﹏

PapaInk，國際兒童藝術檔案（**International Children's Art Archive**），
有許多年輕藝術家的作品，持續在網站上展覽。專注於兒童藝術的歷史性
檔案蒐藏，以及致力於建立兒童創造性的支持社群。

papaink.org

Hospital Audiences, Inc.（**HAI**）為非營利組織，建立於 1969 年，提
供文化孤立的新紐約客接觸藝術，包括有精神或者身體殘缺的人、智力障
礙／發展障礙的人、臥床病人／輪椅使用者、視覺和聽力損傷的個體、無
家可歸的人、身體虛弱的老人、危機青少年、物質濫用者、HIV/AIDS患者，
和相關機構裡的人。

hospaud.org

E-mail: hai@hospaud.org

548 Broadway, 3rd Floor

New York, NY 10012

212-575-7676; fax: 212-575-7669

藝術和療癒的網路（**Arts and Healing Network**，簡稱 **AHN**）於 1997
年創立，提供線上資源給對於藝術治療潛能有興趣的人。在每個月一個開
始，發表新的線上通訊議題。藝術和療癒的網路新聞，包括了書籍回顧、

連結、和藝術與療癒領域領導者的訪談。

artheals.org

　　醫療藝術的基礎（**Foundation for Hospital Art**）專注於可促進醫院環境的彩色繪畫、壁畫和天花板。參與者為PaintFests在世界各地所擁有的各式機構進行打底稿和色彩編碼的彩繪工作。其藝術工作是增添色彩，並捐贈給有需要的醫院，如同贊助者一般。

hospitalart.com
120 Stonemist Court
Roswell, GA30076
770-645-1717; fax 770-645-1720

　　倖存者藝術基礎（**Survivors Art Foundation**，簡稱 **SAF**）專注在鼓勵以透過藝術的方式，讓創傷倖存者有效表現網路藝術展覽館、延伸課程、國際展覽、發表以及使用技巧為其找到出口，而能充賦權能。

survivorsartfoundation.org
E-mail: safe@survivorsartfoundation.org
P.O. Box 383
Westhampton, NY 11977

　　透過藝術的治療中心（**Center for Therapy Through the Arts**）是為了特殊族群、藝術治療專業和個體以及團體，尋找獨特藝術治療方案，量身打造的方案提供者。

therapythruart.org
E-mail: therapythruart @yahoo.com

12200 Fairhill Road

Cleveland, OH 44120

216-791-9303

　　原生藝術工作（**Raw Art Works**，簡稱 **RAW**）是非營利青少年藝術組
織，建立於 1998 年，提供青少年創新的方式去投入藝術創造，讓其足以使
他們的生活得到轉化。

rawart.org

E-mail: mail@rawart.org

37 Central Square

Lynn, MA 01901

781-593-5515

　　OFFCenter 社群藝術方案（**OFFCenter Community Arts Projects**）是
社區的藝術空間，位於新墨西哥州阿布奎基的心臟地帶。中心是工作室、
美術館和販賣部的所在地。OFFCenter 歡迎每一個在社區裡的人，來創作
或者買藝術作品。特別鼓勵收入微薄的藝術家在工作室裡工作、在販賣部
販售他們的作品，或送到展覽館展出作品。個人、家庭以及團體，都會參
與在各式各樣的休閒開放工作室和有組織的活動裡。

offcenterarts.org

E-mail: info@offcenterarts.org

808 Park Avenue SW

Albuquerque, NM 87102

505-247-1172

　　開放工作室方案（**Open Studio Project**，簡稱 **OSP**）專注在藝術創作，

且透過工作坊、開放性工作藝術的創作機會和特別的事件，提供公眾服務。

openstudioproject.org

903 Sherman Avenue

Evanston, IL 60202

847-475-0390

　　創意成長藝術中心（**Creative Growth Art Center**）提供服務給有心理、精神和發展性障礙的成人藝術家。中心有教學和展覽，可提供刺激性環境。

creativegrowth.org

355 Twenty-Fourth Street

Oakland, CA 94612

510-836-2340

　　美國醫學教育組織（**American Institute of Medical Education, 簡稱 AIMED**）提供創造力和藝術家資訊、演講和研討會，以及舉辦遍及世界的創造力和瘋狂的研討會。

aimed.com

　　Prinzhorn Collection 網站上提供和 Hans Prinzhorn 及藝術有關的蒐藏資訊。Prinzhorn 是精神疾病和藝術性表現的第一個權威代表。

prinzhorn.uni-hd.de/index_eng.shtml

✥ 雜誌與期刊 ✥

下列專業藝術治療期刊可在許多大學圖書館借閱或者可透過訂閱獲得。

The Arts in Psychotherapy

Elsevier Science

660 White Plains Road

Tarrytown, NY 10591-5153

Art Therapy: Journal of the American Art Therapy Association

arttherapy.org

5999 Stevenson Avenue

Alexandria, VA 22304

888-290-0878

✥ 藝術治療書籍和相關主題 ✥

Cane, Florence. *The Artist in Each of Us*. Craftsbury Common, VT: Art Therapy Publications, 1983.

Case, Caroline, and Tessa Dalley, eds. *The Handbook of Art Therapy*. London: Tavistock, 1992.

Cohen, Barry, and Carol Thayer. *Telling Without Talking: Art as a Window into the World of Multiple Personality*. New York: Norton, 1995.

Furth, Gregg M. *The Secret World of Drawings*. Boston: Sigo, 1988.

Gladding, Samuel T. *Counseling as an Art: The Creative Arts in Counseling*, 3rd ed. Alexandria, VA: American Counseling

Association, 2004.

Junge, Maxine, and Paige Asawa. *A History of Art Therapy in the United States*. Mundelein, IL: AATA, Inc., 1994.

Kaye, Charles, and Tony Blee, eds. *The Arts in Health Care: A Palette of Possibilities*. London: Jessica Kingsley, 1996.

Kellogg, Joan. *Mandala: Path of Beauty*, 3rd ed. Clearwater, FL: ATMA, 2002.

Kellogg, Rhoda. *Analyzing Children's Art*. Palo Alto, CA: Mayfield, 1970.

Klorer, Patricia. *Expressive Therapy with Troubled Children*. Northvale, NJ: Jason Aronson, 2000.

Knill, Paolo, Helen Barba, and Margot Fuchs. *Minstrels of the Soul: Intermodal Expressive Therapy*. Toronto: Palmerston Press, 1995.

Kramer, Edith. *Art as Therapy with Children*, 2nd ed. Chicago: Magnolia, 1993.

Kwiatkowska, Hanna Yaxa. *Family Therapy and Evaluation Through Art*. Springfield, IL: Charles C. Thomas, 1978.

Landgarten, Helen B. *Clinical Art Therapy*. New York: Brunner/Mazel, 1981.

Lynn, Darcy. *Myself Resolved*. Vienna, VA: Strategic Communications, 1996.

MacGregor, John M. *The Discovery of the Art of the Insane*. Princeton, NJ: Princeton University Press, 1989.

Malchiodi, Cathy A. *Breaking the Silence: Art Therapy with Children from Violent Homes*. Bristol, PA: Brunner/Mazel, 1997.

———. *Understanding Children's Drawings*. New York: Guilford, 1998.

Malchiodi, Cathy A., ed. *Expressive Therapies*. New York: Guilford, 2005.

———. *Handbook of Art Therapy*. New York: Guilford, 2003.

———. *Medical Art Therapy with Children*. London: Jessica Kingsley, 1998.

McNiff, Shaun. *Art as Medicine*. Boston: Shambhala, 1994.

————. *Art Heals*. Boston: Shambhala, 2005.

————. *The Arts in Psychotherapy*. Springfield, IL: Charles C. Thomas, 1981.

Moon, Bruce. *Existential Art Therapy*, 2nd ed. Springfield, IL: Charles C. Thomas, 1995.

Naumburg, Margaret. *Dynamically Oriented Art Therapy*. Chicago: Magnolia, 1993 (originally published in 1966).

Orleman, Jane. *Telling Secrets: An Artist's Journey Through Childhood Trauma*. Washington, DC: Child Welfare League of America, 1998.

Oster, Gerald, and Patricia Gould. *Using Drawings in Assessment and Therapy*, 2nd ed. New York: Brunner/Mazel, 2004.

Panter, Barry, ed. *Creativity and Madness: Psychological Studies of Art and Artists*. Burbank, CA: AIMED Press, 1995.

Riley, Shirley. *Contemporary Art Therapy with Adolescents*. London: Jessica Kingsley, 1999.

————. *Group Process Made Visible*. New York: Brunner-Routledge, 2001.

Riley, Shirley, and Cathy A. Malchiodi. *Integrative Approaches to Family Art Therapy*. Chicago: Magnolia, 1994.

Robbins, Arthur. *The Artist as Therapist*. New York: Human Sciences Press, 1987.

Rogers, Natalie. *The Creative Connection: Expressive Arts as Healing*. Palo Alto, CA: Science & Behavior Books, 1993.

Rubin, Judith. *Approaches to Art Therapy*, 2nd ed. New York: Brunner/Mazel, 2001.

————. *Art Therapy: An Introduction*. Bristol, PA: Brunner/Mazel, 1998.

Safran, Diane. *Art Therapy and ADHD: Diagnostic and Therapeutic Approaches*. London: Jessica Kingsley, 2002.

Simon, Rita. *Symbolic Images in Art as Therapy*. New York: Routledge, 1997.

Spencer, Linda B. *Heal Abuse and Trauma Through Art*. Springfield, IL: Charles C. Thomas, 1997.

Ulman, Elinor, and Penny Dachinger, eds. *Art Therapy in Theory and Practice*. Chicago: Magnolia, 1996 (originally published in 1975).

Wadeson, Harriet. *Advances in Art Therapy*. New York: Wiley, 1989.

———. *Art Psychotherapy*. New York: Wiley, 1980.

Waller, Diane. *Group Interactive Art Therapy*. New York: Routledge, 1993.

❧ 可激發藝術創作的書籍 ❧

Allen, Pat B. *Art Is a Way of Knowing*. Boston: Shambhala, 1995.

Beam, Mary Todd. *Celebrate Your Creative Self*. Cincinnati, OH: North Light Books, 2001.

Harrison, Holly, and Paula Grasdal. *Collage for the Soul*. Gloucester, MA: Rockport, 2003.

London, Peter. *No More Secondhand Art*. Boston: Shambhala, 1989.

Malchiodi, Cathy A. *The Soul's Palette: Drawing on Art's Transformative Powers for Health and Well-Being*. Boston: Shambhala, 2002.

McNiff, Shaun. *Trust the Process*. Boston: Shambhala, 1998.

Perrella, Lynne. *Artists, Journals, and Sketchbooks*. Gloucester, MA: Quarry, 2004.

❧ 藝術用品 ❧

下列公司有郵購目錄,你可以從中訂購本書所需的藝術用品。

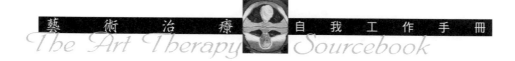

NASCO Arts & Crafts
enasco.com/artsandcrafts
901 Janesville Avenue
P.O. Box 901
Fort Atkinson, WI 53538-0901
800-558-9595

Pearl Art Supplies
pearlpaint.com
308 Canal Street
New York, NY 10013
800-451-7327

Sax Arts & Crafts
saxarts.com
2727 S. Moorland Road
New Berlin, WI 53151
800-558-6696

Chapter 1

Allen, Pat B. *Art Is a Way of Knowing*. Boston: Shambhala, 1995.

Ault, Robert. *Drawing on the Contours of the Mind*. Self-published manuscript, date unknown.

Dissanayake, Ellen. *What Is Art For?* Seattle: University of Washington Press, 1989.

Freud, Sigmund. "The Ego and the Id." In J. Strachey, ed., *The Complete Psychological Works of Sigmund Freud. XIX*. London: Hogarth, 1923.

Gendlin, Eugene. *Focusing-Oriented Psychotherapy*. New York: Guilford Publications, 1998.

Gross, J., and H. Haynes. "Drawing Facilitates Children's Verbal Reports of Emotionally-Laden Events." *Journal of Experimental Psychology* 4: 163–179, 1998.

Jung, Carl Gustav, Marie-Louise Von Franz, and Joseph Henderson. *Man and His Symbols*. New York: Doubleday, 1968.

Kaplan, Frances. *Art, Science, and Art Therapy*. London: Jessica Kingsley, 2000.

Lambert, Don. *The Life and Art of Elizabeth "Grandma" Layton*. Topeka, KS: WRS, 1995.

London, Peter. *No More Secondhand Art*. Boston: Shambhala, 1989.

Malchiodi, Cathy A. *Breaking the Silence: Art Therapy with Children from Violent Homes*. Bristol, PA: Brunner/Mazel, 1997.

Maslow, Abraham. *Toward a Psychology of Being*, rev. ed. New York: John Wiley & Sons, 1968.

May, Rollo. *My Quest for Beauty*. Dallas: Saybrook, 1985.

Moon, Bruce. *Existential Art Therapy*. Springfield, IL: Charles C. Thomas, 1995.

Rubin, Judith. *Art Therapy: An Introduction*. Philadelphia: Brunner/Mazel, 1998.

Wadeson, Harriet. *Art Psychotherapy*. New York: John Wiley & Sons, 1980.

Chapter 2

Adamson, Edward. *Art as Healing*. London: Conventure, 1990.

Gablik, Suzi. *The Re-enchantment of Art*. New York: Thames & Hudson, 1991.

Gladding, Samuel. *Counseling as an Art: The Creative Arts in Counseling*, 3rd ed. Alexandria, VA: American Counseling Association, 2004.

Goodenough, Florence. *Measurement of Intelligence by Drawings*. New York: Harcourt, Brace, & World, 1926.

Hill, Adrian. *Art Versus Illness*. London: Allen & Unwin, 1945.

———. *Painting Out Illness*. London: Williams & Northgate, 1951.

Jamison, Kay Redfield. *Touched with Fire*. New York: Free Press, 1993.

Jung, Carl Gustav. *Mandala Symbolism*. Princeton, NJ: Princeton University Press, 1959.

Knill, Paolo, Helen Barba, and Margo Fuchs. *Minstrels of the Soul: Intermodal Expressive Therapy*. Toronto: Palmiston Press, 1995.

Kramer, Edith. *Art as Therapy with Children*, 2nd ed. Chicago: Magnolia, 1993.

Kwiatkowska, Hanna Yaxa. *Family Therapy and Evaluation Through Art*. Springfield, IL: Charles C. Thomas, 1978.

MacGregor, John. *The Discovery of the Art of the Insane*. Princeton, NJ: Princeton University Press, 1989.

———. "Paul-Max Simon: The Father of Art and Psychiatry." *Art Therapy: Journal of the American Art Therapy Association* 1 (1): 8–20, 1983.

Malchiodi, Cathy A., ed. *Handbook of Art Therapy*. New York: Guilford Publications, 2003.

May, Rollo. *The Courage to Create*. New York: Norton, 1975.

McNiff, Shaun. *The Arts and Psychotherapy*. Springfield, IL: Charles C. Thomas, 1981.

National Center for Complementary and Alternative Medicine. "Major Domains of Complementary and Alternative Medicine." Available at http://nih.gov/fcp/classify/, 2005.

Naumburg, Margaret. *An Introduction to Art Therapy*. New York: Teachers College Press, 1973.

Panter, Michael. *Creativity and Madness: Psychological Studies of Art and Artists*. Burbank, CA: AIMED Press, 1995.

Prinzhorn, Hans. *Artistry of the Mentally Ill*. New York: Springer-Verlag, 1972 (originally published in 1922).

Rhyne, Janie. *The Gestalt Art Experience*, 2nd ed. Chicago: Magnolia, 1995.

Salina Art Center. *Beyond the Drawing Room: The Art of Mary Huntoon*. Salina, KS: Salina Art Center, 1994.

Siegel, Bernie. *Love, Medicine, and Miracles*. New York: Harper & Row, 1986.

Spoerri, Elka, ed. *Adolph Wolfli: Draftsman, Writer, Poet, Composer*. Ithaca, NY: Cornell University Press, 1997.

Ulman, Elinor, and Peggy Dachinger. *Art Therapy in Theory and Practice*. Chicago: Magnolia, 1996.

Wadeson, H. *Art Psychotherapy*. New York: John Wiley & Sons, 1980.

Chapter 3

Allen, Pat B. *Art Is a Way of Knowing*. Boston: Shambhala, 1995.

Erikson, Erik. *Toys and Reasons*. New York: Norton, 1977.

Gardner, Howard. *Artful Scribbles*. New York: Basic Books, 1980.

Jung, Carl Gustav. *Psychological Types*. London: Kegan Paul, 1923.

Malchiodi, Cathy A. *Understanding Children's Drawings*. New York: The Guilford Press, 1998.

Nachmanovitch, Stephen. *Free Play*. Los Angeles: Jeremy Tarcher, 1990.

Chapter 4

American Art Therapy Association Mission Statement. Mundelein, IL: AATA, Inc., 1996.

Cohen, Gene. *The Creative Age: Awakening Human Potential in the Second Half of Life*. New York: HarperCollins, 2000.

Czikszentmihalyi, Mihaly. *Flow: The Psychology of Optimal Experience*. New York: Harper & Row, 1990.

Freud, Sigmund. *On Creativity and the Unconscious*. New York: Harper & Row, 1953.

Gardner, Howard. *Creating Minds*. New York: Basic Books, 1993.

Jung, Carl Gustav. *Memories, Dreams, Reflections*. New York: Pantheon, 1961.

Lusebrink, Vija. *Imagery and Visual Expression in Therapy*. New York: Plenum Press.

Malchiodi, Cathy A. *The Soul's Palette: Drawing on Art's Transformative Powers for Health and Well-Being*. Boston: Shambhala, 2002.

May, Rollo. *The Courage to Create*. New York: Norton, 1975.

———. *My Quest for Beauty*. Dallas: Saybrook, 1985.

McNiff, Shaun. *Trust the Process*. Boston: Shambhala, 1998.

Rogers, Carl. *On Becoming a Person*. Boston: Houghton Mifflin, 1961.

Chapter 5

Capacchione, Lucia. *The Creative Journal*. Chicago: Swallow, 1979.

Erikson, Joan. *Wisdom and the Senses: The Way of Creativity*. New York: Norton, 1988.

Landgarten, Helen. *Family Art Psychotherapy*. New York: Brunner/Mazel, 1987.

Chapter 6

Arguelles, José, and Miriam Arguelles. *Mandala*. Boston: Shambhala, 1995.

Cane, Florence. *The Artist in Each of Us*, rev. ed. Craftsbury Common, VT: Art Therapy Publications, 1983.

Capacchione, Lucia. *The Power of the Other Hand*. Hollywood, CA: Newcastle, 1988.

Jung, Carl Gustav. *Mandala Symbolism*. Princeton, NJ: Princeton University Press, 1959.

Kellogg, Joan. *Mandala: Path of Beauty*. Lightfoot, VA: MARI, 1991.

Naumburg, Margaret. *Dynamically Oriented Art Therapy*. New York: Grune & Stratton, 1966.

Virshup, Evelyn. *Right Brain People in a Left Brain World*. Los Angeles: Art Therapy West, 1979.

Winnicott, Donald. *Therapeutic Consultations in Child Psychiatry*. New York: Basic Books, 1971.

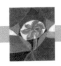
Chapter 7

Arnheim, Rudolph. *To the Rescue of Art: Twenty-six Essays.* Berkeley, CA: University of California, 1992.

Gross, J., and H. Haynes. "Drawing Facilitates Children's Verbal Reports of Emotionally-Laden Events." *Journal of Experimental Psychology* 4: 163–179, 1998.

Jones, John Goff. "Art Therapy with a Community of Survivors." *Art Therapy: Journal of the American Art Therapy Association* 14 (2): 89–94, 1997.

Jung, Carl Gustav. *Memories, Dreams, Reflections.* New York: Pantheon, 1961.

Kübler-Ross, Elisabeth. *Living with Death and Dying.* New York: MacMillan, 1981.

Levine, Peter. *Healing Trauma.* Boulder, CO: Sounds True, Inc., 2005.

Malchiodi, Cathy A. "Art and Loss." *Art Therapy: Journal of the American Art Therapy Association* 9 (3), 1992.

———. "Art Therapy and the Brain." In Cathy A. Malchiodi (ed.), *Handbook of Art Therapy* (pp. 16–24). New York: Guilford Publications, 2003.

———. *Breaking the Silence: Art Therapy with Children from Violent Homes.* Bristol, PA: Brunner/Mazel, 1997.

McNiff, Shaun. *Art as Medicine.* Boston: Shambhala, 1994.

Orleman, Jane. "Looking In—Looking Out: An Artist's Journey Through Child Sexual Abuse." *Art Therapy: Journal of the American Art Therapy Association* 11 (1): 54–56, 1994.

———. *Telling Secrets: An Artist's Journey Through Childhood Trauma.* Washington, DC: Child Welfare League of America, 1998.

Van der Kolk, Bessel, Alexander McFarlane, and Lars Weisaeth. *Traumatic Stress: The Effects of Overwhelming Experience on Mind, Body, and Society.* New York: Guilford Publications, 1996.

Chapter 8

Achterburg, Jeanne. *Imagery in Healing.* New York: Random House, 1985.

Achterburg, Jeanne, Barbara Dossey, and Leslie Kolkenmeier. *Rituals of Healing: Using Imagery for Health & Wellness.* New York: Bantam/Doubleday, 1994.

Bach, Susan. *Life Paints Its Own Span.* Zurich: Daimon, 1990.

Barasch, Marc Ian. *Healing Dreams: Exploring Dreams That Can Transform*

Your Life. New York: Riverhead, 2000.

Berstein, Jane. "Art & Endometriosis." *Art Therapy: Journal of the American Art Therapy Association* 12 (1), 1995.

Cohen, Gene. *The Creative Age: Awakening Human Potential in the Second Half of Life*. New York: HarperCollins, 2000.

Council, Tracy. "Medical Art Therapy with Pediatric Patients." In Cathy A. Malchiodi (ed.), *Handbook of Art Therapy* (pp. 207–219). New York: Guilford Publications, 2003.

Gabriels, Robin. "Art Therapy Assessment of Coping Styles in Severe Asthmatics." *Art Therapy: Journal of the American Art Therapy Association* 5 (2), 1988.

Garfield, Patricia. *The Healing Power of Dreams*. New York: Fireside, 1991.

Graham-Pole, John. *Illness and the Art of Creative Self-Expression: Stories and Exercises from the Arts for Those with Chronic Illness*. New York: New Harbinger Publications, 2000.

Hill, Adrian. *Art Versus Illness*. London: Allen & Unwin, 1945.

———. *Painting Out Illness*. London: Williams & Northgate, 1951.

Jung, Carl Gustav. *Modern Man in Search of a Soul*. New York: Harcourt Brace Jovanovich, 1955.

Kaye, Charles, and Tony Blee, eds. *The Arts in Health Care: A Palette of Possibilities*. London: Jessica Kingsley, 1996.

Kellogg, Joan. *Mandala: Path of Beauty*. Lightfoot, VA: MARI, 1991.

Lynn, Darcy. *Myself Resolved*. Vienna, VA: Strategic Communications, 1996.

Malchiodi, Cathy A. *The Soul's Palette: Drawing on Art's Transformative Powers for Health and Well-Being*. Boston: Shambhala, 2002.

Monti, Daniel, and Caroline Peterson. "Mindfulness-Based Art Therapy." *Psychiatric Times* 21 (8): 63–66, 2004.

National Center for Complementary and Alternative Medicine. "Major Domains of Complementary and Alternative Medicine." Available at http://nih.gov/fcp/classify/, 2005.

Pennebaker, James. *Opening Up: The Healing Power of Confiding in Others*. New York: The Guilford Press, 1997.

Sacks, Oliver. *Awakenings*. New York: Doubleday, 1973.

Sandblom, Paul. *Creativity and Disease: How Illness Affects Literature, Art and*

Music, 8th ed. New York: Marion Boyars Publishers, 1995.

Siegel, Bernie. *Love, Medicine, and Miracles*. New York: Harper & Row, 1986.

———. *Peace, Love, and Healing*. New York: HarperCollins, 1990.

Simonton, Carl O., Stephanie Matthews, and James Creighton. *Getting Well Again*. New York: Bantam, 1992.

Van de Castle, Robert L. *Our Dreaming Mind*. New York: Ballantine, 1994.

Chapter 9

Kwiatkowska, Hanna Yaxa. *Family Therapy and Evaluation Through Art*. Springfield, IL: Charles C. Thomas, 1978.

Landgarten, Helen. *Family Art Psychotherapy*. New York: Brunner/Mazel, 1987.

MacGregor, John. *Dwight Mackintosh: The Boy Who Time Forgot*. Oakland, CA: The Creative Growth Art Center, 1992.

Malchiodi, Cathy A. "Family Art Therapy." *Journal of Creativity and Mental Health* 1 (1): 26–40, 2006.

———. *The Soul's Palette: Drawing on Art's Transformative Powers for Health and Well-Being*. Boston: Shambhala, 2002.

Riley, Shirley. "Couples Art Therapy." In Cathy A. Malchiodi (ed.), *Handbook of Art Therapy* (pp. 387–398). New York: Guilford Publications, 2003.

———. *Group Process Made Visible*. New York: Brunner-Routledge, 2001.

Riley, Shirley, and Cathy A. Malchiodi. *Integrative Approaches to Family Art Therapy*. Chicago: Magnolia, 1994.

Waller, Diane. *Group Interactive Art Therapy*. New York: Routledge, 1993.

Yalom, Irving. *Theory and Practice of Group Psychotherapy*. New York: Basic Books, 1995.

Chapter 10

Breuer, Josef. *Studies in Hysteria*. New York: Basic Books, 1982.

De Shazer, Steven. *Words Were Originally Magic*. New York: Norton, 1994.

Freud, Sigmund, and Neil Hertz. *Writings on Art and Literature*. Palo Alto, CA: Stanford University Press, 1997.

Gantt, Linda, and Carmello Tabone. "The Formal Elements Art Therapy Scale (FEATS)." In Cathy A. Malchiodi (ed.), *Handbook of Art Therapy* (pp. 420–427). New York: Guilford Publications, 2003.

Gil, Eliana. *The Healing Power of Play*. New York: Guilford Publications, 1991.

Gladding, Samuel. *Counseling as an Art: The Creative Arts in Counseling*, 3rd ed. Alexandria, VA: American Counseling Association, 2004.

Jung, Carl Gustav. *Memories, Dreams, Reflections*. New York: Pantheon, 1961.

Kellogg, Joan. *Mandala: Path of Beauty*, 3rd ed. Lightfoot, VA: MARI, 2002.

Knill, Paolo, Helen Barba, and Margo Fuchs. *Minstrels of the Soul: Intermodal Expressive Therapy*. Toronto: Palmerston Press, 1995.

Kramer, Edith. "The Art Therapist's Third Hand: Reflections on Art, Art Therapy, and Society at Large." *American Journal of Art Therapy* 24 (3): 71–86, 1986.

Malchiodi, Cathy A., ed. *Expressive Therapies*. New York: Guilford Publications, 2005.

McNiff, Shaun. *Art as Medicine*. Boston: Shambhala, 1994.

Mills, Anne. "The Diagnostic Drawing Series (DDS)." In Cathy A. Malchiodi (ed.), *Handbook of Art Therapy* (pp. 401–409). New York: Guilford Publications, 2003.

Naumburg, Margaret. *Dynamically Oriented Art Therapy*. New York: Grune & Stratton, 1966.

Oster, Gerald, and Patricia Gould. *Using Drawings in Assessment & Therapy*. New York: Brunner-Routledge, 2004.

Pennebaker, James. *Opening Up: The Healing Power of Confiding in Others*. New York: The Guilford Press, 1997.

Rhyne, Janie. *The Gestalt Art Experience*, 2nd ed. Chicago: Magnolia, 1995.

Riley, Shirley, and Cathy A. Malchiodi. *Integrative Approaches to Family Art Therapy*. Chicago: Magnolia, 1994.

———. "Solution-Focused and Narrative Approaches." In Cathy A. Malchiodi (ed.), *Handbook of Art Therapy* (pp. 82–92). New York: Guilford Publications, 2003.

Rogers, Carl. *On Becoming a Person*. Boston: Houghton Mifflin, 1961.

Rogers, Natalie. *The Creative Connection: Expressive Arts as Healing*. Palo Alto, CA: Science & Behavior Books, 1993.

Rubin, Judith. *Approaches to Art Therapy*. New York: Brunner-Routledge, 2001.

Silver, Rawley. *Aggression and Depression Assessed Through Art*. New York: Brunner-Routledge, 2005.

————. *Three Art Assessments: The Silver Drawing Test (SDT), Draw a Story, and Stimulus Drawings and Techniques*. New York: Brunner-Routledge, 2002.

White, Michael, and David Epston. *Narrative Means to Therapeutic Ends*. New York: Norton, 1990.

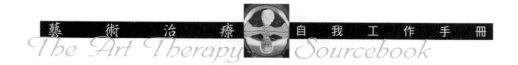